歯を守れ！予防歯科に命を懸けた男

日吉歯科診療所・熊谷崇の挑戦

竹田晋也
Shinya Takeda

牧野出版

まえがき

虫歯で痛みが我慢できない人、歯周病で歯茎が腫れている人、歯の多くを失い不自由している人、そして何よりも、自分の歯を守りたい人。みな、肝に銘じておくべきことがある。切っても切っても生えてくる髪や爪とは違い、歯は、一度削れば、二度と再生しないし、一度抜けば、二度と生えてこない。取り返しは、絶対につかない。だからこそ、歯医者選びは、慎重に慎重を重ねなければならない。

ここに、1人の歯医者がいる。「彼」は、日本人の歯を守ることに、命を懸けているという。その結果、「彼」は、歯科医療の当たり前のありようを、根底から覆した。まさに、逆転の発想で、虫歯も歯周病もない、入れ歯もない、そんな一生を、患者に与えてきた。この本は、「彼」の挑戦と成果を紹介するものだ。しかし、「彼」について語る前に、現在の歯科医療をめぐる現状を、簡単にまとめておきたいと思う。

歯医者＝ワーキングプア。そう揶揄されるようになってから、もう、何年経つのだろうか。厚労省によると、２０１５年の歯科医師の平均年収は６３５万円。数千万円にも及ぶ開業コスト、開業後の維持費などを差し引くと、決して高い数字ではない。揶揄は、あながち、誇張でもないようだ。実際、帝国データバンクの調査によると、２０１４年に倒産した29軒の医療機関のうち、半数の15件が歯科医だった。なぜ、このような事態になってしまったのだろうか。

まず1つは、歯医者の数だ。それは、コンビニより多いといわれる。２０１４年のデータで比べてみると、歯科診療所は６万８５９２軒、対して、コンビニは5万１８１４軒しかない。戦後、日本の国民は、虫歯の問題におおいに悩まされてきた。歯科医療を学べる大学がわずか7つしかなかったため、歯科医師が不足していたのだ。国は、歯科医療の充実を掲げた。１９６５年を境に、歯科を学べる大学は増え続け、今では、29を数えるまでになった。歯科医師も増加の一途をたどり、10万人を超えたのだ。

さらにもう1つは、保険制度だ。現行の制度では、治療費の額は、治療ごとに詳しく定められた点数によって決まる。患者は原則、その3割を負担すればよい。残りは、国庫から支払われる。注目すべきは、その点数だ。歯科医療の点数は、通常の医科に比べて、伝統的に低いのだ。たとえば、初めて病院に来た患者の初診料は、医科では282点だが、歯科では、234点しかない。同じ労働をしても、歯医者だけが、少ない対価しか支払われないという状態が続いている。また、治療費自体も、先進諸国の治療費と比較したときに、日本の保険制度では5分の1から10分の1ぐらいに設定されている。

このような歯医者受難の時代を、どう乗り切るか。過当競争の中で経営を成り立たせるためには、保険の点数を稼ぐため、1人でも多くの患者を治療するしかない。数をこなそうとすれば、粗製乱造で、治療の質が落ちる。現行の保険制度では、治療の質が良くても悪くても、点数は変わらない。また、治療として支払われるのは、「詰め物」や「かぶせ物」「入れ歯」といった「物」に対して「出来高払い」の構造が根底にある。そのため、本来は必要のない治療まで、行われることもある。とにかく削ったり詰めたりしなければ、点数がおりないからだ。

その結果、日本人の歯には、どのような顛末が待っていたのか。国は、1989年から、「8020（ハチマルニイマル）」という運動を展開してきた。人間の歯は、28本である。そのうち20本は、80歳を過ぎても残そうという目標だ。しかし2013年の調査では、その平均本数は、14本にすぎないのが実態だという。日本人のほとんどが虫歯や入れ歯が、当たり前の日常を生きている。歯科医療は、本当に、このままでいいのだろうか。

この時代の現状を打破すべく、「彼」があらわれた。「彼」の名は、日吉歯科診療所・熊谷《くまがい》崇《たかし》という。

熊谷の歯科医療の柱は、「治療」から「予防」への転換だ。歯科診療所を、「治療」でなく、「予防」をする場所へ。虫歯を治すためではなく、虫歯にならないために行く場所へ。歯医者の存在意義は、180度、大きく変わる。その先には、虫歯のない社会、そして、すべての歯と一生をともにできる社会が訪れるという。

「虫歯になったり、歯が抜けることを、当然のことだと思っていませんか。それは違います。人間の歯にとって、本来それらは、とても稀有なことなんです。正しい方法で予防していれば、生涯、縁のない話なんです」

日本人の歯を守ることに、命を懸ける。熊谷崇の「予防歯科」に密着した。

歯を守れ！　予防歯科に命を懸けた男
日吉歯科診療所・熊谷崇の挑戦

目次

巻末付録

装丁・本文デザイン◎神長文夫＋坂入由美子
写真◎竹田晋也

歯を守れ！　予防歯科に命を懸けた男

日吉歯科診療所・熊谷崇の挑戦

本書に登場する人物名は個人情報保護のため、一部を除き、仮名としています。

第1部

予防歯科の神髄を見る

熊谷との出会い

始まりはテレビの企画

「上野発の夜行列車、降りた時から〜」という歌が、頭の中をリピートして流れる。『津軽海峡冬景色』。しかし、ここは、津軽海峡ではない。私は今、新潟から日本海にそって北に向かう特急いなほに乗っている。強風に揺れる車内に、乗客の姿は見えない。2015年晩秋、文字通りの1人旅である。曇天の下で荒れ狂う波を、頬杖ついて、1人見つめる。なぜ今、私はここに。思い返せば3日前……。

東京新橋。1日の仕事を終えたサラリーマンが、足早に行きかう。烏森神社の横町の居酒屋で、私は、仕事仲間と安酒を傾けていた。1人が、手をあげて注文する。

「冷奴を1つ」

「また冷奴?」

「どうしても、歯がね」

彼は50代半ばだが、入れ歯を愛用している。ときおり、洗った後、デスクの上に無造作に置いてあったりする。心臓に悪いからやめてほしい。一緒に飲む時も、柔らかいものしか口にしない。私は幸い、まだ、すべての歯がそろっている。その不自由さは、まったくわからない。

「軟骨を1つ」

と注文した。別の1人が、興奮気味に話し始めた。

「そういえば、すごい歯医者の噂を聞いたんですよ」

またか。彼は、話を面白おかしく脚色する癖がある。今度はどんな冗談が飛び出すやら。しかし、目の前の顔つきは、いつになく真剣である。

「地元の市民の一割が楽しみに通うんですよ」

「初診の患者は治療しないんですよ」

「80歳過ぎても入れ歯なしですよ」

顔は真剣でも、中身は、やっぱり冗談か。歯医者といえば、虫歯になったら行って、歯をガリガリ削る嫌な場所。彼の言う夢のような歯医者が、この日本に、あるわけない。しかし彼は続ける。その歯医者の名は「日吉歯科診療所」だという。私は、思わず尋ねた。

「日吉といえば、慶應義塾大学がある、横浜市の日吉にあるのかい」

「違います。山形県。山形県の酒田市ですよ」

彼は、鼻をこすりながら、こう続けた。

「この歯医者、絶対、番組になると思うんですよ。竹田さん、1回、現地に行って、その医師に会ってみませんか」

そう、彼の職業は、テレビのプロデューサーなのだ。そして私は、番組をつくるディレクターである。


あれから3日後、私は、酒田に向かう特急いなほに揺られている。東京から酒田は、飛行機を使えば1時間半で着く。しかし、昨今のテレビ番組に、そんな予算はない。正直、歯医者に興味はないが、「愛読する藤沢周平の故郷である鶴岡の隣にある町」という一点から、酒田行きを決めた。朝6時、始発の新幹線で上野駅を出て、時計は、11時になろうとしている。地の果てまで流れていく気分だ。待ちかねたアナウンスが、車内に流れる。

「次は、酒田、酒田、酒田です」

酒田駅のホームに降り立つ。典型的なローカル線の駅だ。とりあえず、お腹がすいた。まずは、腹ごしらえだ。と思ったが、駅には、食堂も、弁当を売る店もない。どうしよう。

酒田市のシンボル

山形県酒田市は、庄内平野の中心的な都市。日本海に面し、かつては、北前船による交易で栄えたという。現在は、人口11万人。海からあがる冬の寒鱈や、「はえぬき」「つや姫」といった庄内米など、自然の幸には事欠かない。しかし今、駅舎から一歩足を踏み出すと、目の前には、巨大な空き地、いや、駐車場が広がる。大型商業施設が、数年前に撤退したのだという。「メインストリート」は文字通り、シャッター商店街と化している。食事にありつける場所が見当たらない。疑心暗鬼に襲われてきた。この町に、本当に、目指す夢の歯医者があるのか。

タクシーに乗る金はない。しかし、異郷の地で心細さに襲われたため、駅前ロータリーで客待ちをする女性運転手に、声だけかけてみる。

「日吉歯科、もちろん知ってますよ。私も通っています。評判がいいから。患者さんは、全国から来ていますよ。最近は、福島や岩手から来たという患者さんを乗せたかな。酒田は、日吉歯科のおかげで、有名になっているんじゃないですか」

ロータリーを歩き回り、タクシー運転手10人に、酒田で一番有名な歯医者を尋ねてみた。

10人全員が、「日吉歯科」と答えた。

さらに、レタスを積んだ軽トラが止まっている。配送の途中であろうか。突然だが、ご主人にも話を聞いてみる。

「歯医者は、日吉歯科だよ。すごくいいんだ。ここ20年、虫歯になったことがないよ。農業って力仕事が多いんだけど、歯が丈夫だと、ここぞという時に食いしばれるから、助かるよ。子供も、全員通わせてるよ。やっぱり、虫歯は1本もないよ」

どうやら、日吉歯科は実在すること、多くの市民が通っていること、そして、患者に虫歯が少ないことは、間違いないらしい。

世にも奇妙な診療所

強風が、酒田の町を駆け抜ける。駅から、15分ほど歩いただろうか。町の雰囲気が一変する。大きな松と瓦屋根を擁する、料亭風の、趣ある日本建築が並ぶのだ。この一角は、北前船が華やかかりしころの花街だったという。目指す番地は、この辺りのはずだ。しかし、年代物の黒い板塀が、どこまでも続いているだけだ。歯医者らしき建物は見当たらない。板塀に沿って歩くと、突然、それが途切れた。「日吉歯科診療所」という看板が目に入る。白い

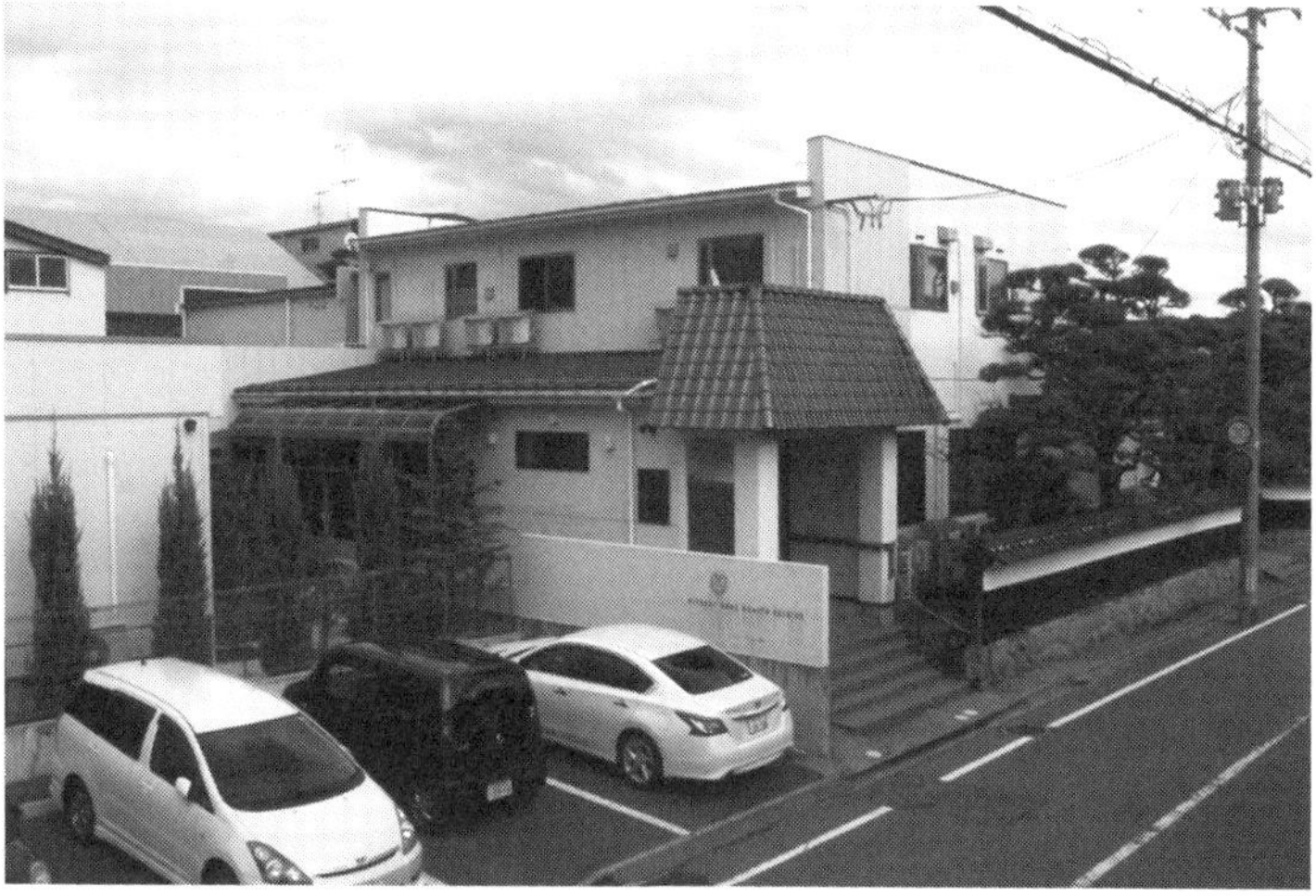

山形県酒田市の日吉歯科診療所。日本における予防歯科の拠点。黒板の壁に囲まれた敷地に建つ。

2階建てのビルだ。

えっ、板塀に囲まれた歯医者って、変だ。何やら、ただならぬ予感に襲われる。さらに、入口には、鍵がかかっている。もう、お昼だぞ。不安に襲われ、ドアフォンを押す。ピンポーン。

「11時からお約束いただいている竹田です」

鍵の開く音が響く。端正な男性が出てくる。

「院長の熊谷です」

日吉歯科診療所理事長、熊谷崇。目の前の「彼」こそ、この診療所を築き上げた張本人だ。この時、73歳を数える。しかし、黒目勝ちの瞳が、純粋無垢で、少年のような雰囲気を漂わせている。初対面の人同士によくある、過剰な笑顔のサービスはない。何者にも媚びず、染まらず、ただそこに、凛とたたずんでいる感じだ。

私は、日本人の作法として、お決まりの話題を振ってみる。お天気ネタだ。

「酒田はたいそう、風が強いですね」

「はい。どうぞ、上がってください」

あまりにそっけない。天気に興味がないのか、世間話が嫌いなのか、私に怒っているのか。三番目でないことを祈る。

いずれにしても、まずは、靴をぬぐ。あれ、スリッパが見当たらない。

「スリッパはこちらです」

動揺を見透かしたように、熊谷が言う。そこには、巨大な箱型の機械。クリアパーツの側面から中を覗くと、スリッパが、立体駐車場の車のように積み込まれている。

「白いボタンを押してください」

指示に従う。「シュー」という音が聞こえる。1組のスリッパが、一番下の取り出し口に顔を出す。使用後は、ふたの上にスリッパを置くと、自動的に中に落ちるという。

「これ、お気に入りの装置でね。機械の中で、スリッパが、一番下まで移動する間に、滅菌消毒されるんですよ。他人が履いた後、そのまま使い回すなんて、不潔で、許せませんよ」

この機械に感心すると同時に、こだわりの人だなあと、熊谷の人物像の一端を見た気がした。

聞けば、この日は、休診日らしい。どうりで、鍵がかかっていたはずだ。熊谷に案内され、手探りで、暗い廊下をすすむ。どうも、私が知る歯医者とは、雰囲気が違う。何が違うのか。こう言われて気付いた。

「この診療所は、すべて個室です。全部で27部屋あります」

ちょっとしたホテル並みだ。私の記憶の中の歯医者は、広いフロアーに、治療用のチェアが、ずらりと並ぶ。歯科医師がそのチェアを行き来しながら、せわしなく、治療をこなしていた。

「それは、タコ焼き方式ですね。あれでは、診察なんて無理です。プライバシーも守れないし、菌も飛び散って、危険この上ないですよ」

そうか、従来の歯医者の間取りを「タコ焼き方式」と呼ぶのか。そのネーミング、言い得ていて妙だ。

曲がりくねった渡り廊下が続く。

「建て増しに建て増しを重ねたんで、迷路のようになっています」

道路からでは認識できなかったが、複数の建物が連結されているようだ。つまりこの診療所、相当広い。後に聞いたが、床の延べ面積、1162平方メートルあるらしい。テニスコ

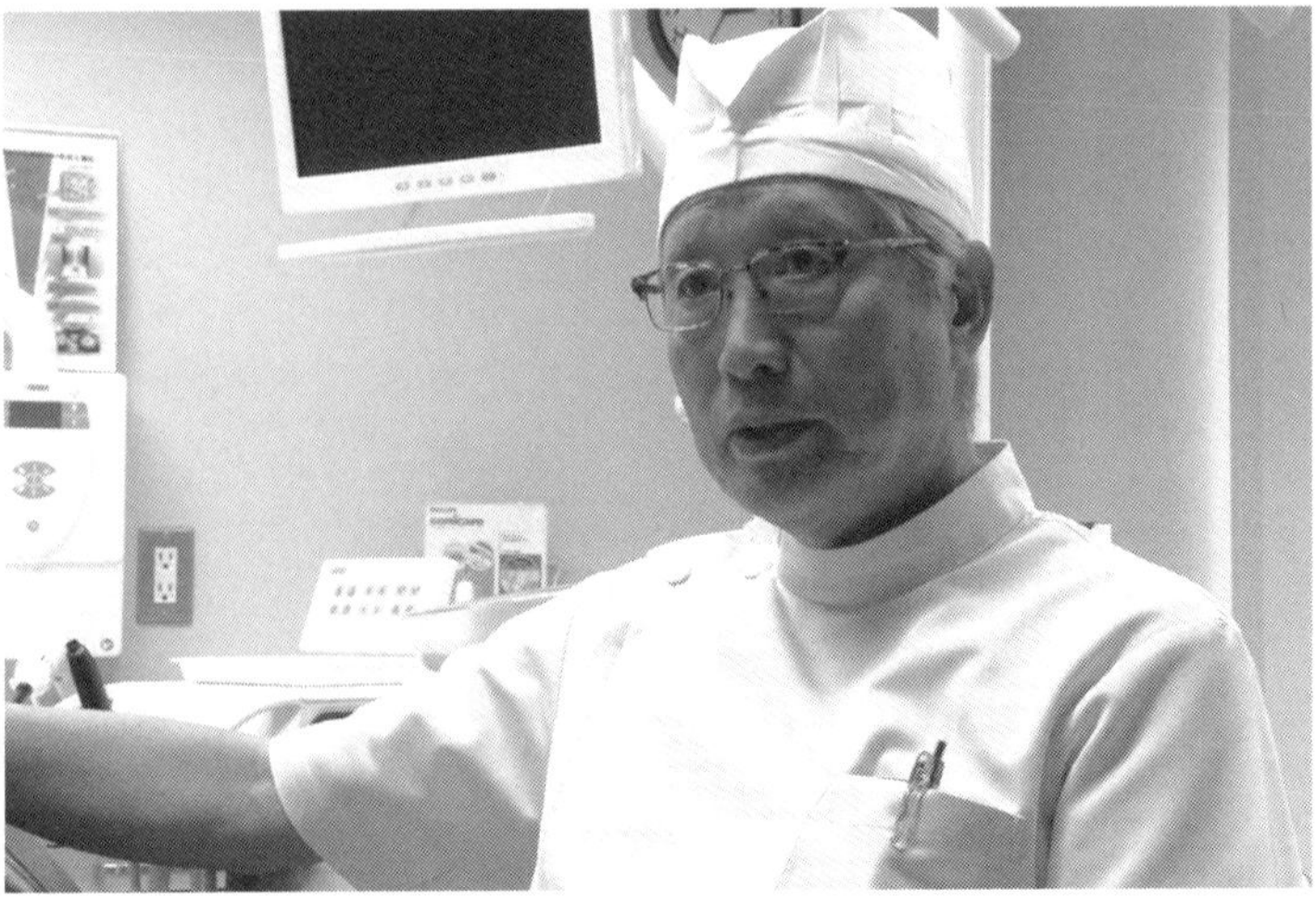

熊谷崇。日本における予防歯科のパイオニア。歯科医療について語り始めると止まらない。

ート約4・5個分だ。私はとっくに、方向感覚を失っている。

突然、異様なものが目に飛び込んできた。時代劇で見るような、巨大な漆喰の扉だ。土蔵である。「なぜ、歯医者に土蔵が」と尋ねようとすると、熊谷は足早に通り過ぎる。歩くスピードが相当速い。せっかちな性格なのだろうか。この土蔵が、日吉歯科の心臓とも呼ぶべき大きな役割を担っていることを、この時はまだ、知る由もなかった。

歯科医療は失敗した

診療所の館内をざっと回った後、熊谷の行きつけの寿司屋に、場所を移した。私の空腹を見抜いたのだろうか。腹を満たしながら、言葉を交わす。興味のない話や、無駄な話を、熊谷は、極力しない。性分なのだろう。初対面の時も、私に怒っていたわけではないようだ。ほっとした。一方、深い関心を持つ話題になると、話が止まらない。歯科医療について、１つ質問すると、10の熱い答えが返ってくる。１つ１つの言葉に、力強い自信がみなぎっている。

突然、こう切り出す。

「日本の歯科医療は、失敗だったんです」

「子供の時から虫歯があり、歳を重ねれば入れ歯というのが、当たり前ですよね。総入れ歯も珍しくない。でも、考えてみてください。歳をとったから両目とも義眼ですとか、両手両足が義手義足とか、よほどのことがないとあり得ないですよね。おかしいと思いませんか。人間の歯は28本あるのに、厚労省の目標は、80歳過ぎて20本残すことですよ。なぜ、28本全部ではないんですか。歯には、指と同じように、１本１本、きちんとした役割があるんですよ。１本でも欠けたらだめなんですよ。80歳を過ぎたら、３本指が残っていればいいと思う人なんて、いませんよね。おかしいと思いませんか。なぜ歯だけが、現在のような状況になってしまったのか。それは、日本の歯科医療が、失敗だったからですよ」

言われてみれば、その通りだ。なぜ、失敗したのか。では、どうすればいいのか。熊谷の主張が続く。最も熱がこもっていたのは、次の部分だ。

「ハタと気付いたんですよ。重要なのは、虫歯になった歯を『治療』することではない。虫歯にならないように『予防』することだって。『予防』によって、一生自分の歯で食べられる歯科医療を目指そうって」

予防。どうやらこれが、熊谷のキーワードのようだ。その予防歯科とは、どのようなものか。藤沢周平の故郷よりも、熊谷崇の医療を見てみたいと思った。

歯は二度と戻らない

半月後、2015年11月、私は、カメラマンと2人で、日吉歯科にいた。テレビ番組として、正式な撮影が始まるのだ。まずは、熊谷の治療風景を通して、予防歯科への端緒をつかみたい。診察室のチェアには、60歳前後と思しき女性が横たわっている。本田留美さんは、15年前から熊谷のもとに通い続けている。いわば、常連だ。この日は、かなり沈痛な面持ちである。よほど症状が悪いのだろう。熊谷が登場し、本田さんが口を開く。

「先生、今日、ひどいんです。痛くしないでね」

「したことないでしょ」

「そうでした」

本田さんは、思わずベロを出す。熊谷は、口の中をさっと見て、すぐさま、パソコンに目を移す。モノクロの画像が何枚も映し出される。歯のレントゲン写真のようだ。すべて、角度や大きさが違う。本田さんを、パソコンの隣に呼ぶ。

「このかぶせてある歯は相当悪い。よろしくないです」

「異物感があって、臭いもして、気分がよくないんです」

「中が折れていますね。根からダメになっている。白アリにやられて、柱が腐っている状態です。建物の外側はあるけど、中がダメだから、今はもう、壊れる寸前の状況です。打つ手はないです」

「うわー、どうしよう、先生～。泣くぞ、私は」

両手で顔を抑え、泣いたフリをする本田さん。熊谷は、その目を見て、冷静に一言。

「今日は、抜くけど、いい？」

「えっ、歯が、なくなっちゃうってこと。う、ううう」

本田さんは、思わず口を手で押さえる。今度は、フリではない。たしかに、自分の歯を１本失うのは大問題だ。

「抜かなくても大丈夫な治療して」

「昔、別の診療所で治療した歯なので、やり直しは効かないです」

未練を捨てきれない様子の本田さんを、熊谷は、チェアに戻す。そして今度は、チェアの上の巨大モニターに、現在の口の中の映像を映し出す。問題の歯の歯茎が黒ずんでいることと、そして、その中はおそらく……ということが、素人の私でも容易に推測できる。

なぜ抜かなければならないか。熊谷は、丁寧に説明を始めた。今、問題になっている歯は、本田さんが、日吉歯科に来る以前、別の診療所で、何度も治療を重ねてきた。金属をかぶせてあるが、処置が悪かったため、内側の歯が腐っているという。

熊谷はドリルで、かぶせた金属をけずり取る。隠れていた歯が見えてきた。腐って変色し、粉々に砕けている。最後には、立ち上がり、口の中を覗き込む。力を込める。ペンチのようなピンセットで、歯ぐきに残ったかけらを引き抜く。あっという間に終わった。

「今、見せてあげます」

本田さんの口から抜き出したばかりの粉々の歯が、モニターに映し出される。もし自分がこんな映像を見せられたら、もっと歯を大切にしようとか、歯磨きをきちんとしようとか、強く誓うだろう。本田さんも、止血の綿を噛んだまま、黙ってうなずいている。

熊谷の診察は、30分ほどだった。その半分以上が、症状や治療の説明に費やされていた。しかも、きわめて、ビジュアル化されていた。このあたりに、熊谷の秘密があるような気がする。チェアから立ち上がる本田さんには、笑顔が戻っている。

「とにかく腕は最高ですよ。でもそれ以上に、すごく話しやすい。きちんと説明してくれる。ここで治療できるだけで、すごく幸せな気分になる。先生の命ある限りやってほしい。でも、歳が歳だからね、なんちゃって」

足取り軽く、治療室を出て行った。本田さんのように、他の診療所で治療した歯を再治療したり、抜歯するケースが、たいへん多いという。

「治療した歯は、永遠にもつと勘違いしていませんか。それは間違いです。歯の治療は、複雑になればなるほど、劣化は早いのです」

熊谷によると、一般の歯科医では、様々な治療を施しても、平均10年未満で再治療になるという。しかし、日吉歯科では、96％の患者が、20年以上たってもその必要がないという。秘密は、何なのか。

「最高の治療とは、健康な歯を残すことです。いいかえれば、大事なのは、治療しないということなんです。治療しない歯医者こそが、名医なんです」

意味はわかるが、そんなことが、可能なのだろうか。

「虫歯にならないことです。きちんとデータを取って、メインテナンスを続けていれば、あるべき姿のままの健康な歯が、一生残るんです」

データとメインテナンス。これが、熊谷の予防歯科の柱のようだ。その意味を知るために、初診の患者を、初日から、追ってみることにする。

初診患者に密着する

担当は歯科医師ではない

中村弘子さん、72歳。日吉歯科の待合室で、背筋をピンと伸ばして座っている。上品な清潔感が漂う。この日は、「とにかくあちこち痛くて」、生まれて初めてこの診療所にやってきたという。

「知人がここに通っていて、評判が良くて、もっと前から来たいと思っていたんです。でも、今まで別の歯医者に通っていたので、変えるのは抵抗があったんです。今日は、ようやくふん切りがついて、やってきました」

我々は、彼女を通して、初診患者の治療を撮影させていただくことになっていた。ともに、歯科医師の診察室に入って行く。と思いきや、そこに、歯科医師の姿はない。出迎えたのは、１人の女性だ。自己紹介する。

「今日から、中村さんの面倒を見させていただきます、歯科衛生士の大澤加奈子です。ここは、私のお部屋です。どうぞ、お入りください」

歯科医師がいない、歯科衛生士、私の部屋、などなど、様々な疑問が一気に浮かぶ。しかし、診察が始まるので、いったん、心の引き出しにしまう。

大澤さんの部屋の雰囲気は、歯科医師の個室と変わらない。6畳ほどの真ん中にチェアが陣取り、脇の机には、パソコンがある。大澤さんは、中村さんの問診を始める。

「今日、気になる箇所は、どこですか」

「1か月前から、歯茎と歯が痛い。右上の小臼歯。入れ歯をしてバネがかかっている。入れ歯をずっと入れていたら、腫れてきて、痛くて外したんです」

「我慢したんですね。つらかったですね」

「あと、左下には食べかすが挟まる。歯茎が痛くて」

大澤さんは、人懐っこい笑顔と庄内弁で、巧みに、中村さんの言葉を導き出していく。このまま治療も彼女が行うのかな、などと呑気に考えていたが、ここから、治療が始まるまでが、とてつもなく、長かったのである。

神業の写真撮影

まず、大澤さんが、大きなジュラルミンのケースを、部屋に運び込んできた。取り出したのは、人の頭ほどもあるような、立派な一眼レフのカメラ。

「では最初に、お口の中の写真を撮ります」

「え、写真なんか撮るの」

驚く中村さん。

「予想以上にたくさん撮りますから、驚かないでください」

「写真なら、もっと若い人を撮った方がきれいですよ」

「いえいえ、0才でも90才でも、年齢に関係なく撮りますので」

元気に笑いながら、準備を進める大澤さん。口角鉤と呼ばれるプラスチックのフックをひっかけて、中村さんの口を、左右に大きく広げる。歯や歯茎が、丸見えだ。不謹慎だが、ちょっと笑える顔でもある。本人は、苦しそうだ。たくさん撮ると言っていたが、これでは、長時間はもたないだろう。

「はい、まずは全体的に少し右を向いて」

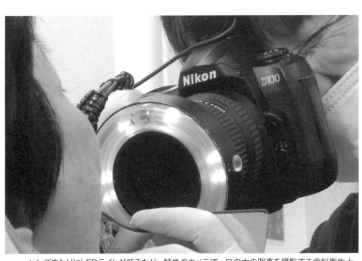

レンズまわりにLEDライトが灯るなど、特性のカメラで、口の中の写真を撮影する歯科衛生士。

撮影が始まった。「次は裏側を見せて」「次はアゴをあげて」。様々な角度から、次々に撮りまくる。恐ろしくスピーディーだ。しかも、スナップ写真のように、思いつきで撮っているのではない。決められたサイズと角度を、忠実に守っているという。大澤さん、もしかして、写真が趣味で手慣れているとか。

「このカメラは、医療用に改良してあるんです。被写体深度が深いので、ピントがすぐに合うんです。さらに、明るい前歯と暗い奥歯を、同時に美しい色調で表現できます」

暗い口の中がよく見えるように、レンズのまわりには、LEDライトが仕込んである。確かに、使い勝手は良さそうだ。しかし、この手際の良さは、それだけではあるまい。

「口角鉤をひっかけてお口を開けているのは、

すごく苦痛なんです。少しでも早く撮れるよう、日ごろから、練習しているんです」

３分かからずに、13枚の写真を撮り切った。きょとんとする中村さん。

「いや、こんなに写真撮られた経験、初めて。しかも、歯医者さんで」

写真のデータを、さっそく、机の上のパソコンで見る。大澤さんは、てきぱきと指摘する。

「黄色い汚れが残っている場所は、要注意です。口の中は、普段、自分ではなかなか見られないのですが、写真だとよくわかりますよね」

「ひっちゃかめっちゃかな口の中だから、恥ずかしい」

「では次は、レントゲン写真、いきましょうか」

「え～、まだあるの～」

歯科衛生士の個室は、チェアに座ったまま、レントゲンも撮影できるように設計してある。X線を遮蔽するため、すべての壁に、鉛が仕込まれているのだ。こちらは、16枚。口の中には、インジケーターという補助具を入れて撮るので、レンズとフィルムが、常に同じサイズと角度を保つ。

「規格性のある写真を撮りたいんです。写真の目的は、現在の口の中を記録すること。そして、今後、定期的に比較して、変化を見ていくことです。『すごくきれいになったな』とか、『虫歯がなぜできたのかな』っていうのを、過去との比較で視覚的に実感することができる。

だから、同じサイズ、同じ角度で、正確に撮り続けることが大事なんです」

つまり日吉歯科では、あまたの写真で、口の中を、厳密に定点観測しているということか。

それにしても、歯科衛生士だ。第一印象は、アシスタントの女性風だったが、写真撮影の様子からだけでも、プロとして、仕事をてきぱきこなす風情が伝わってきた。後から振り返ると、これはまだまだ、ほんの序の口だったのだが。

データの宝庫・唾液検査

大澤さんは次に、キャビネットから、爪先ほどの錠剤を取り出した。飲み薬のようだ。

「ガムです」

ガム。歯医者でガム。キシリトールってことかな。そんな連想をめぐらす私を無視して、大澤さんは、中村さんに、それを渡す。

「今から唾液検査をするので、このガムを、15秒間噛んでください」

唾液検査。また、通常の歯医者では聞きなれない言葉である。唾液で、いったい何がわかるというのだろう。

その答えを探るためには、まず、虫歯の仕組みを知らなければならない。虫歯の主な原因

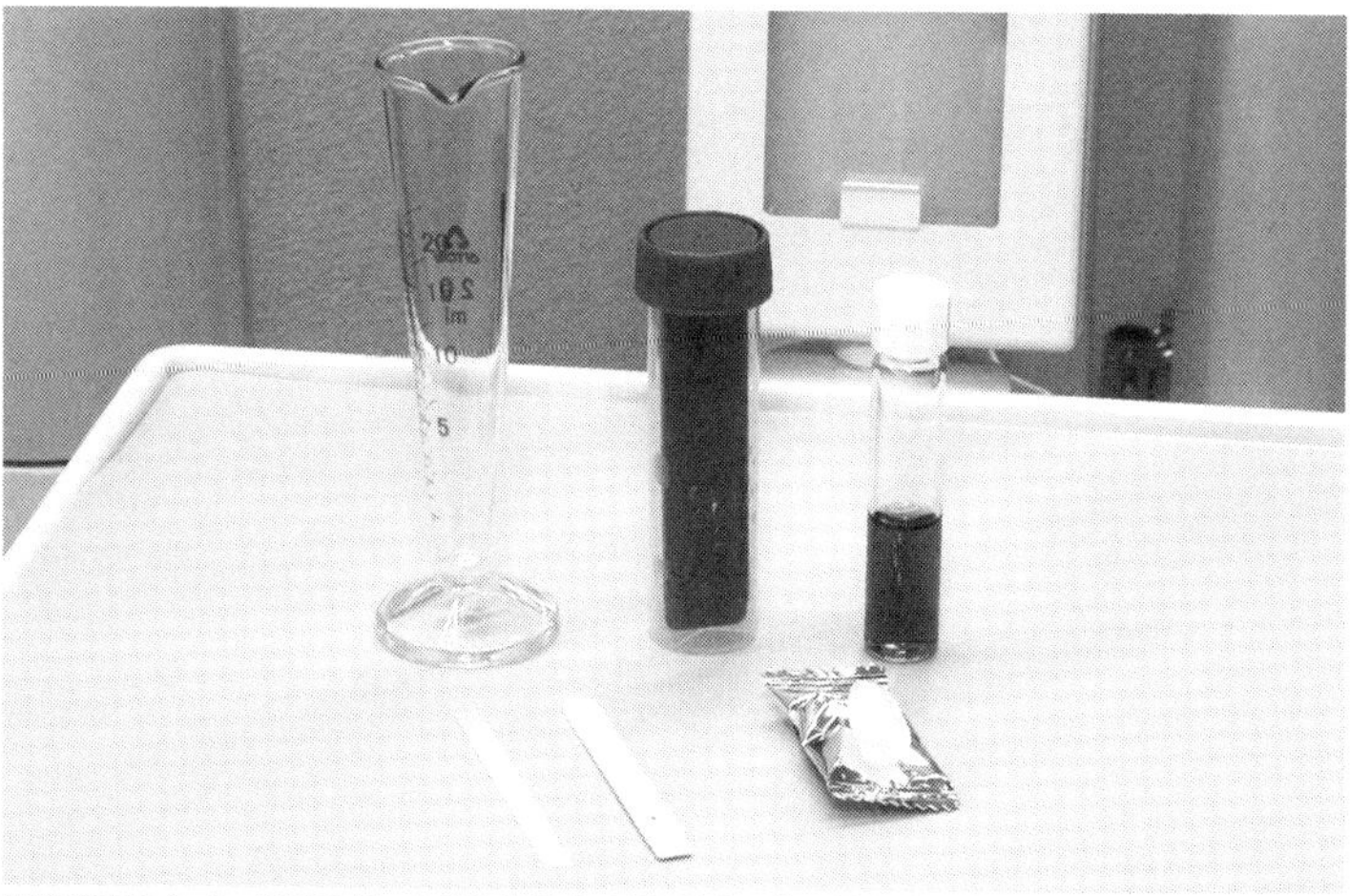

唾液検査のキット。唾液の量、虫歯や歯周病の原因となる菌の量など、様々なことがわかる。
そのデータは、予防歯科の要だ。

は、歯垢（プラーク）の中に混じっている、ミュータンス菌という細菌だ。この菌は、食べ物のカスを食べると、酸を吐き出す。その酸によって歯が溶けた状態を、虫歯という。

唾液の中には、このミュータンス菌が出す酸を、中和する働きがあるのだ。また、酸によって、歯の表面から流れ出たミネラル成分を、再石灰化するともいう。

普段は意識しないが、唾液は、歯の健康に大きく関わっている。それを分析することで、健康な歯を保つための、様々なデータが得られるのだ。

その1。唾液の量。ガムを噛み終えた後、ビーカーの中に、5分間、唾液を溜める。量が多いほど、歯には良い。中村さんは口の中で唾を集め、「プップッ」と吐き続ける。隣では大澤さんが、書類の整理をしている。北国の静かな午後、不思議な時間が流れる。中村さんの唾液の量は、7・5ミリリットルだった。3・5以下は要注意なので、問題なしだ。

その2。唾液の質。中村さんの舌を、リトマス紙のようなシートでなでる。測定部は、酸性で黄色くなっている。5分後、これが青く変わっていれば、酸が正常に中和された証だという。中村さんの結果は、見事な青。唾液の質が良く、虫歯になりにくいのだという。唾液の質も、問題なかった。

その3。虫歯菌の量。唾液から、虫歯の原因であるミュータンス菌の量を知ることもできる。ただしこちらは、すぐに結果は出ない。数日間、培養する必要があるからだ。

初日は治療しません

写真撮影と唾液検査を終え、大澤さんが、熊谷を呼んできた。早速、中村さんの口の中をざっと見る。続いて、先ほど撮影したレントゲン写真を見る。

「今、噛める歯が、ほとんどないんじゃないですか」

「そうなんです。問題多いですね」

「その問題の中身をちゃんと教えられないと、中村さんも、口の中の状態がわからないですよね。普通の歯医者は、悪い箇所を治療して、痛くなったらまたいらっしゃいという感じ。ここではまず、いろいろと詳しく検査して、正しい情報を伝えます。そして、口の中を清潔にする方法を教えます。勉強しながら、頑張っていきましょう」

立ち去ろうとする熊谷。私は思わず聞いた。

「あれ、今日、治療は」

「しません」

熊谷は、即答した。

「口の中に歯垢などが残ったまま治療しても、それが邪魔して、正確な処置はできません。また、細菌が繁殖したままでは、また、再治療を繰り返すだけです。歯科衛生士と中村さんが協力して、歯垢を除去し、細菌を減らすことができれば、その時、初めて治療します」

この日は、写真撮影や唾液検査によって、データの採集を行った。次回からは、細菌を減らすための勉強だという。これが、日吉歯科の、初診の基本だ。もちろん、痛みがひどい患者に対しては、初日に、痛みをなくすための応急処置だけはするという。熊谷が去ったあと、中村さんに、初体験尽くしの感想を聞いた。

「思っていた通りの歯医者さんです。すべてに納得しました。これからも通います」

次回の診察の予約を入れて、中村さんは、去っていった。

主役は歯科衛生士

初診で訪れた中村さんの担当は、歯科衛生士の大澤さんだ。歯科衛生士という職業、知っているようで、よく知らない。日本歯科衛生士会のホームページを覗いてみると「歯科衛生士は、歯科疾患の予防及び口腔衛生の向上を図る（歯科衛生士法第1条）ことを目的として、人々の歯・口腔の健康づくりをサポートする国家資格の専門職」とある。要は、健康な歯を保つために、ケアを施したり、指導を行う人のことらしい。

歯科衛生士になるには、国家資格のライセンスが必要である。現在日本には、約12万人の歯科衛生士がいる。しかし、多くの歯医者では、職場の花というか、雑務をこなす何でも屋的な扱いを受けているという。熊谷は、そこに憤りを感じてきた。

「日吉歯科では、歯科衛生士が主役です。予防医療を実践し、口の中の健康を守ることは、本来、１００パーセント、歯科衛生士の仕事なんです。その結果、虫歯や歯周病が発生しなければ、歯科医師も治療も必要ないんです。予防を基盤にしている診療所では、歯科衛生士が中心的な役割を果たしているのです」

日吉歯科には、歯科医師9人に対して、19人もの歯科衛生士がいる。単純に、倍である。

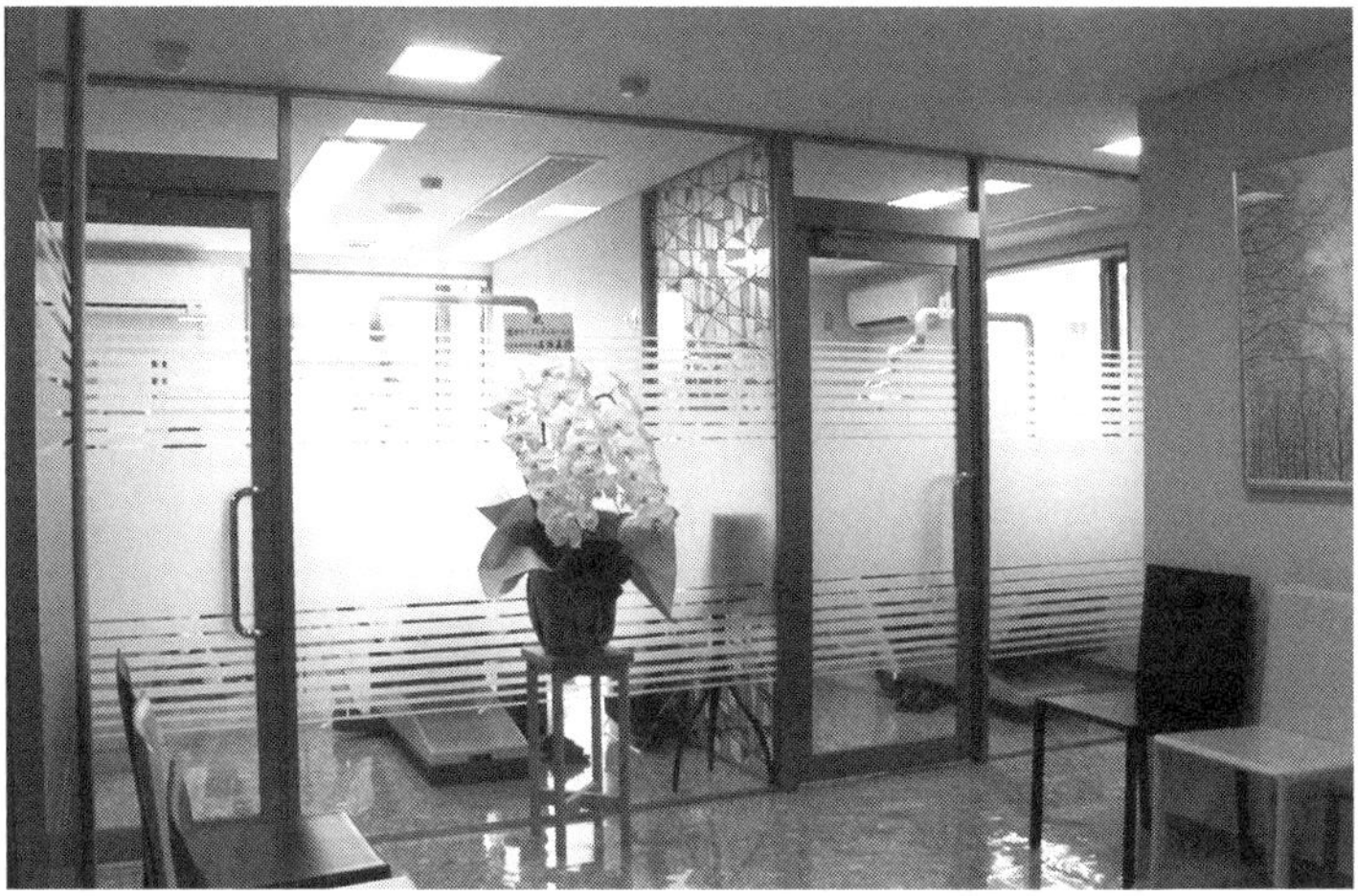

日吉歯科診療所は、すべてのチェアが個室。プライバシーの保護、病原菌の離散防止など、様々な利点がある。

歯科衛生士１人につき、だいたい８００人から１０００人ほどの担当患者を抱えているという。

「私は、歯科衛生士を大切にするんです。それは、居酒屋やカラオケで親睦を深めるという類のことではありません。一番働きやすい環境を提示してあげる。思い切り実力を発揮させるのが、院長の一番の仕事です。個室もその１つです。自分の部屋を持てば、歯科衛生士のモチベーションと責任感は、間違いなく上がります」

しかし、日吉歯科に入っても、すぐに個室を持てるわけではない。まずは、数年、先輩について勉強する。他の診療所から移ってきた場合も同様だ。日吉歯科の密度の濃い仕事は、すぐにはこなせないからだ。さらに、海外から優秀な歯科衛生士を招き、研修会を開いて学ぶ。その一方で、全国から希望者を募り、年3回、セミナーも開く。講師は、日吉歯科の歯科衛生士自身が務める。熊谷は、このような経験の場を通して、診療所の主役たちを鍛え上げてきた。

では実際、日吉歯科には、どんな人たちが、歯科衛生士として集まって来ているのだろうか。「歯科衛生士に話を聞きたい」と熊谷に申し出ると、その場で指示。あっという間に面談をセッティングしてくれた。とにかく即決。やることが早い。その分、こちらもよく考えてから接するようにしないと、あっという間に、熊谷のペースに巻き込まれてしまうのだが。

●大澤加奈子さん

中村さんの初診を担当していた歯科衛生士である。年齢に似合わず、おしゃべりはいつもベタな庄内弁だ。最初は、患者に親しみをもってもらうための演出かと思っていたが、取材を進めるうちに、どうやら地らしいと分かった。朝、診察室に入ると、いつも、愛用の運動靴に履き替える。立っている時間が長く、院内の移動も多いからだという。「結構体力勝負なんですよ」と、高校生みたいに、大きな声を立てて笑う。

「私は、酒田市の小料理屋に生まれました。小さいころから歯医者が好きな変わった子で、よく、両親の治療にお伴して、膝の上に乗っていました。そこから見えた風景、特に、そこで働いている人たちは、幼い私の憧れでした。

10代には頻繁に虫歯になり、歯医者に通う日々が続きました。どうしたら歯を守れるか。その結果、歯科衛生士という仕事を知り、『なろう』と決心しました。

東京の専門学校に進んで、東京の歯医者に就職しました。でも、雑務的な仕事が多くて、満足できませんでした。そこで、地元で有名だった日吉歯科の講演などを聞いているうちに、声をかけてもらいました。東京にも未練はありましたが、仕事のやりがいを優先し、Uターンを決意しました。

5年間、先輩について勉強したのち、担当を持つようになりました。前の診療所とはまったく異なり、自分の仕事に専念できます。歯科衛生士は、食生活も指導するなど、歯科医師よりも深く、患者さんの生活リズムにまで踏み込みます。責任重大な仕事です。特に初診の方には、今でも、緊張の連続です。私が言っていることを患者さんが理解して、その方の生活のリズムが変わった時が、一番うれしいですね」

●内山 愛さん

女性ではあるが、同僚から「男気あふれる」と言われるくらい、さっぱりした性格の歯科衛生士である。診察前の朝、そして、診察が終わった夜、黙々と1人、患者用の椅子を磨く姿が印象に残る。「高いお金と時間を費やしてきてくれた患者さんに対して、汚いと失礼ですよね」と笑う。「バスケをやっていたころは、体育館に出入りする時、必ず頭を下げていました。この部屋も、私にとっては、同じように神聖な場所なんですよ」。日吉歯科のこの個室で、16年間を過ごしてきた。

「私は小学校から高校まで、バスケに明け暮れた人生でした。それが一段落した時、これからどうしようかと、途方に暮れていました。そんな時、治療にかかった歯医者で、歯科衛生士という職業を知ったのです。優しいお姉さんが、素敵だなと思いました。早速、専門学校に通い、資格を取りました。

日吉歯科は、実は子供の時も通っていたので、愛着がありました。『働かせてください』とお願いしたら『いいよ』と言われ、就職したのです。私は、日吉歯科しか知らないので、他の歯医者との比較はできません。でも、他の診療所から来た患者さんの口を見ると、本当にひどいと感じます。もっと早く来てくだされば良かったのにって、心から思います。

この仕事は、バスケをやっていた私から見てもハードですが、やりがいがあるので、やめられません。家に帰るとバタンキューですが、夫が『はいどうぞ』と、ビールを出してくれます。そんな家族の存在が、大きなパワーになっています。

2人の子供は今、小学校に通っています。先日、自ら志願して、学校で、子供の歯についての講演会を行いました。日吉歯科の診療を、診療所の中だけではなく、1人でも大勢の人に知ってほしいと願っているからです。

私の診察室には、常に、植物を飾っています。これは、アイリスです。やめた同僚からもらいました。『私だと思って、可愛がって』って。だから、この部屋の中では、常に全力投球です。恥じるようなことは、絶対にできません」

●小西麻衣さん

熊谷の歯の処置も担当するなど、深い信頼を得ている歯科衛生士だ。私たちの取材中、小西さんに子供の風邪がうつり、何日か、診療所を休むことがあった。予約は常にぎっしり入っているので、通常なら非常事態である。しかし、仲間の歯科衛生士たちが迅速に対応し、普段通りの業務が行われていた。「こんなに働きやすい職場はない。スタッフ全員が同じ意識を共有できているからだと思う」。深く、仲間に感謝しているという。

「私は、母親の実家が酒田ですが、生まれ育ったのは仙台です。子供のころは、乳歯の虫歯がひどくて、怖い思いをしていました。でも、父親が見つけた歯医者に行ったら、すごくよくしてもらって、恐怖心がなくなりました。私もこの歯医者さんみたいに、みんなの役に立ちたいなと、幼心に思いました。そして高校進学の時、歯科衛生士という職業があると、父親が教えてくれました。

専門学校の学生の時、アルバイト先の歯科医から、うちで働かないかといわれて、そのまま就職しました。でもそこは、治療中心の通常の歯医者でした。歯科衛生士の仕事も、雑務的な業務がほとんどでした。もっと違う場所があるはずだ。歯科衛生士の仕事に専念したい。そこの院長に相談したら、酒田にいい人がいるって、日吉歯科を紹介されました。

この仕事で大事だと感じるのは、アンテナを張り巡らせておくことです。医療の世界は、日々新しいものが生まれているので、論文にはこまめに目を通すなど、最新の情報は逃さないようにしています。過去には、歯科医療で有名なスウェーデンのマルメ大学の研修などを率先して受けて、今でも大事な肥やしになっています。勉強は、一種の使命感になっています。患者さんのため、私がやらないでどうするんだって。

今の目標は、立派な後輩を育てること。日吉歯科の中で活躍してほしいのはもちろんですが、世界に出しても恥ずかしくないスタッフを育てたいです。そして、もっと未来の夢もあるんです。今、小学生のうちの子供を、アメリカの歯科衛生士の学校に入れたいと考えているんです。最先端の医療を学んで、このやりがいのある仕事で、活躍してほしいと願っています」

実は、歯科衛生士へのこの面談には、目的があった。撮影の時に、だれを中心に追うか、その参考にするためだった。もちろん、最終的に決めるのは私であるが、熊谷から、こっそり頼まれたことがある。

「誰に決めても自由です。すべてお任せします。でも、私が決めたと勘違いされるようなことだけは、言わないでね。あとが、怖いので」

熊谷にも怖いものはあるんだな、と、少し安心した。

治療までの道のり

虫歯の仕組みを勉強する

初診から6日後、中村さん、2回目の診察だ。そこからさらに、4回続けて、歯科医師ではなく、歯科衛生士の大澤さんの診察を受けた。これら5回の診察で、2人の間でどんなことが行われたのか、まとめてみる。

「今日は、虫歯と歯周病のお話から始めます」

まずは、勉強、いわゆる座学だ。パソコンの画面に次々とイラスト動画を繰り出しながら、噛み含めるように、大澤さんが解説を始める。話は、歯の構造から始まった。

「人間の歯は、3層構造になっています。一番外側が、最も固いエナメル質。次が、柔らかい象牙質。虫歯も、象牙質まで達すると、進行が速くなります。そして、一番内側が、神経です。歯には2本の根っこがあって、1本に1個ずつ、神経が入っています」

「食事をすると、菌が出す酸によって、エナメル質が溶け出します。しかし、溶けた歯は、唾液などの働きで、再石灰化します。でも、食事の回数が多かったり、酸が多く出るものを食べたりすると、歯が溶け出すスピードに、再石灰化が追いつきません。そういう状態を、虫歯といいます」

大澤さんの話は、ここから、予防医療の大切さ、生活の中のケアへと展開していく。その中で、特に私が印象に残ったのは、夜、就寝する1時間前からは、何も食べてはいけないという話題だった。直前にものを食べると、口の中に酸があふれたまま、寝ることになる。これは大変危険であり、寝る前に歯磨きしても、その状態は変わらないという。普段の不規則な生活を顧みる。知れば知るほど、自分にも、いろいろな問題点が見えてくる。

虫歯菌を観察する

「では、中村さんの口の中にいる細菌を、実際に見てみましょう」

ここからは、実習といったところか。でも、細菌って、目に見えるほど大きいのだろうか。

「お口を開いてください」

大澤さんは、探針の先に、中村さんの歯の歯垢をとる。顕微鏡用のガラスに乗せる。

「先っちょに汚れをもらいます」

自分の歯垢の実物を、改めて見つめる。中村さんは、神妙な顔だ。その顕微鏡画像が、パソコンの画面に映し出される。中村さんの表情が崩れる。

「ははは。すごいね」

思わず苦笑い。そこには、様々な細菌が、画面狭しと動き回っていた。

「丸っこいのが虫歯の菌です。ミミズみたいのが、歯周病の菌」

「いや～、初めて見た」

「菌たちは、かぶせ物の中や、歯と歯茎の境に住んでいるんです」

「本当にミミズみたい」

ショックを受ける中村さんにさらに追い打ちをかけたのが、先日の唾液検査による、ミュータンス菌の量の測定の結果だ。唾液を付着させたシートを、2日間、糖分の液の中で培養させた。この日、その結果を教えられるのだ。シートに浮かぶ青い点の数で、菌の数を判断するという。糖分への反応が強いほど、青い点が多く、菌も多い。中村さんのシートは、青い点で埋め尽くされていた。

「最悪だな。がっかりだ」

中村さんは、顔を伏せる。何とか、励まそうとする大澤さん。

「口の中は、誰もが本来、すごく不潔なんです。とくに、朝起きたばかりで、唾液が少ない口の中は、菌が繁殖していて、肛門よりも汚いといわれています」

確かに、朝起きた時は、口の中がカラカラに乾いている。さわやかな朝、口の中で、細菌がウジャウジャ蠢く。「肛門」という言葉と相まって、具体的に、いろいろとイメージしてしまった。急いで打ち消す。

「何とか2人で菌を減らして、先生の治療に入りましょうね」

正しい歯磨きを実習する

虫歯の原因となるミュータンス菌を減らすには、どうすればいいのか。すぐに治療に入った方が、いいのではないだろうか。

「歯を削ったりかぶせたりしても、菌は減りません。あれは、治療ではなくて、ただ、修理しているだけなんです。根本的な解決には、まったく関係ありません」

ここから、大澤さんの具体的な指導が始まる。まずは、家でできることからだ。細菌を減らす最も身近で、基本的な手段といえば、そう、歯磨きだ。

「鉛筆持ちで握ってください。シャカシャカシャカと音が出る感じで、動かしてみます」

中村さんの歯に歯ブラシを当て、実演しながら、コツを伝授していく。

「歯の先端は、生活の中で唇に触れたりしやすいので、汚れも溜まりにくいです。歯磨きで重要なのは、歯と歯茎の境目を掃除することです」

そうか、歯磨きって、歯を磨くものではないんだ。大澤さんは、歯ブラシの毛先を、その境目に充てる。

「毛先が、歯と歯茎に対して直角だと、その隙間に毛先が入りません。斜め45度に倒すと、うまい具合に入ります。その角度で、歯、1個か2個分の短いストロークで動かしてください。ストロークが長いと、毛先が入っていきません」

「斜めにあてて、小刻みに動かす」

「そうです。毛先が固めだと歯茎を傷つけるので、中村さんの場合は、柔らかいものを使った方が良いです。それでも、多分出血すると思います。でもそれは、歯茎に炎症があるので出血するのであって、おさまれば止まります。怖がらずあててください」

中村さんが、自分でやってみる。手鏡で口の中を確認しながら、歯ブラシを動かす。毎日している歯磨きとはいっても、今までとは、まるで別物だ。とても、ぎこちない。奮闘する中村さんを、手取り足取り、大澤さんは、熱心に指導する。

終了後、その口から、厳しい一言が発せられる。

「歯ブラシ以外に、家で、何か、歯のケアはやっていますか」

「いえ」

「歯ブラシだけだと、全体の汚れの60％しかとれませんよ」

これだけ努力して、完壁に磨いても、除去率はたったの半分ちょい。では、どうすればいいのか。歯間ブラシやフロスを重ねることで、その数字は大いに上がるのだという。歯間ブラシとは、円筒上の細いブラシだ。歯と歯の境目の汚れも、しっかりと落すことができる。フロスは、歯と歯の隙間に入れる糸。のこぎりのように動かして、隙間に隠れた汚れを引きずり出す。両者とも、薬局などで、様々なタイプが市販されている。

そして、重要なのが、歯磨き剤の選択だという。

「フッ素入りのものを使ってください」

そういえば、最近、歯磨き剤の箱によく大きな字で『フッ素入り！』と書いてある。

「フッ素は唾液同様に、菌の働きを抑制します。歯を再石灰化する力もあります。柔らかくなった歯も、フッ素を塗ることで、固くなるんです」

さらに、あなどれないのが、うがいだという。

「うがいしすぎると、フッ素が流れてしまいます。水を一口含んで、全体にいきわたるようにして、吐いて終了です。これ以上ゆすがないのが、ポイントです」

「ちょっとそれは、汚らしいというか、抵抗あるな」

「それならまずは、歯ブラシに何もつけないで磨く。よくゆすぐ。そのあと、フッ素入りの歯磨き粉を塗って、もう一度磨く。軽くゆすいで終了です。あえて残す。それが大切です」

専門的な歯の掃除を受ける

ここまでは、ミュータンス菌を減らすため、中村さんが、自宅で実践できることを学んできた。ここからは、大澤さんが、診療所でしかできない専門的なケアを施してくれるという。

その手段は、大きく分けると、3つあるという。1つは、歯石の除去だ。歯石とは、唾液の中のミネラルと結合して、硬くなった歯垢のこと。家庭の歯磨きでは、取り除くことができない。超音波スケーラーという細い針を高速で振動させ、固くこびりついた歯石をはがし落とす。もう1つは、歯面の研磨だ。ラバーカップという円盤型の器具を高速で回転させ、歯の表面の歯垢を磨き落とす。表面がツルツルだと、細菌もつきにくくなるのだ。さらに、歯周病の患者には、キュレットという、多角形に曲がった針を使う。手作業で、歯と歯茎の間の歯垢や細菌をかき出す。

この3つを終えたら、最後に、フロスをかけ、医療用のフッ素を塗る。フッ素は、市販されているものに比べて、10倍の濃度だという。中村さんが日々、自宅で行うケアと、日吉歯科の歯科衛生士による、専門的なケア。この２つが交わり、初めて、治療するに値する口の環境が出来上がるという。

ようやく治療が始まる

中村さん、６回目の通院の日が来た。この日、ついに、熊谷の治療室に通された。２人は１か月半ぶりの再会だ。

「口の中はどうですか」

「とてもすっきりしています。まだ、治療前なのにね」

「年齢からいうと、中村さんは、特別悪いわけでありません。悪くなった都度、行き当たりばったりで診療所に行き、お任せで治療してもらうから、こうなってしまうんです。診療所に行かないのではなく、行って悪くなる。そのあたりの考え方は、変わりましたか」

「はい、変わりました」

「ここに通うようになって、いろんな知識や情報が入りましたよね。歯医者の利用に関して、違う考え方を持たなきゃダメだって、よくわかったと思うんですよね」

「はい、予防が大事でした」

中村さんのその一言をかみしめてから、熊谷は、パソコンの画面に、口の中の写真とレントゲンを開く。中村さんが初診の時に撮影したものだ。その写真を見ながら、1本1本、どんな治療が必要か、丁寧に解説していく。

「左の上はブリッジでつながっているが、この歯は抜歯かも。根の先が化膿して、黒くなっている。骨が溶けているんですね。神経の治療がちょっと足りないからです」

「この歯は、根を切る手術をしている。かぶせ直しをすれば治る。この歯は、残せますよ」

「これは前歯。詰めてある。歯自体は悪くない。一度外して再治療してみる。大丈夫ならいいが、ブリッジにした方がいいかもしれない。このまま放置するのは、良くないです」

ハンカチを握りしめながら、中村さんは、熊谷の話を聞く。

結局、ほとんどの歯で、再治療が必要なことがわかった。中村さん、ある程度の予想はついていたはずだが、ショックも大きい。

「すごい大工事ですね。まともな歯がないんですね」

「たしかに不利な条件からのスタートになります。しかし、この1か月半で口の中を掃除したので、ここから、より正確で、より精度の高い、ベストな治療が可能です」

次回から、いよいよ、本格的な治療を始めるという。熊谷が去ったあと、残された中村さんに、初診から今日までの感想を聞いてみた。

「やっぱり、今までの歯医者とは全然違った。今まではこんなに丁寧な説明はなかったです。私自身も、歯磨きが前より丁寧になったし、間食もやめました。生活そのものが変わってきました。今は固いものとか食べられないので、治療が、本当に楽しみですね」

エキスパートたちの舞台

勉強会であふれる涙

毎週木曜日は、日吉歯科の休診日だ。しかし、この日に限っては、すべてのスタッフが続々と出勤してくる。我々も顔を出すように、誘われていた。熊谷と合流して、診療所の奥へ奥へと案内される。

「全員参加の勉強会ですよ」

それは、毎月1回、木曜日の午前中に開かれるという。各部署のスタッフが、仕事の内容や現状について、持ち回りで発表する。歯科医師や歯科衛生士はもちろんだが、驚いたのは、受付や事務に至るまで、本当にすべてのスタッフが順番で発表するというのだ。

「要するにチーム医療ですから。勝手なことをしてもらっては困る。ビジョンを見せてもらい、それを皆で共有していくんです」

熊谷は、「共有」に力を入れている。各部署のごとのミーティングを週1回、部署長のミーティングと、全員参加の勉強会を、それぞれ、月1回設けているのだそうだ。

「こちらが会場です」

本館とは別棟の2階の一室に通される。そこは、100人は入れると思われる、小ホールだった。セミナーや勉強会を開くために、特別にあつらえた部屋だという。今まで通った歯医者で、こんな施設は、見たことない。

「歯科医療は、日進月歩で進歩しているんです。だから、常に、勉強し続けることが大事なんです。ある意味、ここは、診療室よりも大切な場所です」

このホールに、総勢44名のスタッフが、ずらりと並んでいる。なかなか、壮観である。

この日のプログラムは、歯科衛生部の発表、治療部の発表、先月の患者セミナーの報告、歯周病の基礎についての勉強会、と盛りだくさん。トップバッターは、歯科衛生士の内山さん。普段は明るく「男気」あふれる女性だが、この日は真剣なまなざしで、無駄口1つたたかない。発表が始まる。丁寧にまとめたデータを、プロジェクターで、次々に提示する。患者の症例をもとに、地域が一体となった取り組みの重要性を説く。思ったよりも、専門的だ。たとえば……。

「KSさんのサリバテストの結果はSM1、LB2、バフ青、唾液量7ミリリットルで飲食回数は5回。プラークスコアは23・2％でBoPが17パーセント。う蝕を避ける可能性が

27％です」

内山さんは、我々が日吉歯科の取材を始めてから毎日、診察前、昼休み、そして診察後、自分の個室のパソコンをたたいていた。「発表会の準備」と言っていたが、この日のことだったのか。この内容を、全員が理解できているだろうか。歯科医師や歯科衛生士以外のスタッフたちを、ちらっと見る。必死に、メモするペンを走らせている。学びとろうとする意思が、ひしひしと感じられる。

発表を始めて45分。内山さんの話も、佳境にさしかかる。

「生涯を通じて、自分の歯で食べられる予防歯科をコツコツ積み重ね……」

突然、内山さんの声が止まった。下を向いたまま動かない。よく見ると、泣いている。

「すみません」。ハンカチで、涙をぬぐう。そして、呼吸を整えて、発表を続ける。後に、この時の心境を聞いてみた。

「もっと自分に自信を持ちたい。もっと手遅れになる人を救いたい。そういう想いの塊が、急にあふれ出てきてしまって。でも、こういう場を与えられると、前に進んで行く力になりますよね」

休憩時間に、熊谷は内山さんに声をかけ、一言、「良かったよ」と伝えた。内山さんが安堵した表情で立ち去ると、熊谷は、つぶやいた。

「発表の内容もすごく良かったけど、小手先で数字や文字を並べただけではなく、きちっと想いを込めているから、本人が、感情移入してしまったんだね。うん、成長したね。この診療所は、本当に、プロの集団になった」

我々が今、この診療所のスタッフとして認識しているのは、歯科医師と歯科衛生士だけだ。他に、どのような人々がいるのだろうか。どのような想いで働いているのだろうか。次の日、熊谷の案内で、院内を回ることになった。

待合室のおもしろ自販機

院内めぐりは、まず、待合室からスタートする。私の数少ない経験から連想する歯医者の待合室は、通路に、毛が生えたようなものだ。少しでも治療スペースを多くとるため、当然の構造だと思う。しかし、ここは、広々と、贅沢なスペースだ。患者たちのリラックスしたムードが重なり、温泉の雰囲気がだぶる。

「診察前の患者に、余計なストレスを与えたくないんですよ」

そんな熊谷の信念は、意外なものにもあらわれていた。患者たちは、待合室の片隅に、ちょくちょく立ち寄る。巨大な自販機が置かれている。それも、飲み物ではなく、お菓子を売るタイプ。ボタンを押すと、中身が回転して、好きなものを選べるという仕組みだ。なぜ歯医者で、虫歯の原因となるお菓子を売るのか。中身をよく見る。そこにはお菓子ではなく、歯ブラシ、歯磨き粉、フロスなどが入っている。

「この自販機、私が旅行先の空港で見つけて、使えるって、直感で思ったんです。診察や会計を待っている間に買い物できれば、待合室で過ごす時間も、有効活用できるでしょ」

確かにそうだが、お菓子の自販機に歯のケアグッズ、というのは、熊谷のシャレだろうか。遠目に観察していたところ、1時間で5人ほどが、手慣れた手つきで購入していた。

この待合室を管理しているのが、受付の2人の女性だ。受付の仕事は、通常、歯科衛生士や助手が兼業することが多い。しかし、ここは違う。この2人は、いわば受付のプロだ。母と娘ほど年齢が離れているが、偶然にも（あるいは意図的か）髪型が同じせいか、印象が似ている。先輩の平井百合子さんに、その仕事について聞いてみた。

「一番気を使うことは、当たり前ですが、お金の計算を間違えないことですね。あと、熊谷院長の方針で、診察が終わった後、会計処理でお待たせしないことです。そのためには、自分が、カルテを読む能力を高めることです。つまり、チェック能力を高めるんです。わからないことは、歯科医師のもとを訪ねて勉強してきます。会計処理は、カルテをチェックして行うので、それを怠ると、時間がかかってしまうのです」

この時も、平井さんの手元には、大量のカルテが積まれていた。受付の人もカルテを読むとは、1つの驚きだった。

「金銭の受け渡しだけなら、ATMのような機械でもいいわけです」

失礼しました。ちなみに、待合室の自販機の商品を補てんするのも、彼女たちの重要な仕事だという。

洗浄と滅菌の戦場

受付の裏には、先ほどから、診療所のスタッフたちが、頻繁に出入りしている。みな一様に、様々な器具をのせた皿を持っている。いったい何があるのか。

「洗い場ですよ」

熊谷が導くので、覗いてみる。エプロンをかけた女性が、持ち込まれた器具を洗っている。洗浄担当の宮田春菜さんだ。また1人、歯科衛生士が、器具を持ち込む。

「これお願いします」

「置いといて。そこに。右と混ぜないでね」

短く刈り上げた髪が、清潔感を装う。大きな声を張り上げながら、次から次と、器具を裁く。野戦病院という趣だ。

「1人でやっているので、時間との戦いです。秒単位でございます。これが間に合わないと、みなさん、仕事の動きがとれないので」

この部屋の雰囲気は、住宅のキッチンと似ている。エプロンを付けた宮田さんは、合宿所のおかみさんという趣だ。しかし、仕事のハードさは、食器洗いとは比べ物にならない。特に、型をとった粘土の残りカスは、なかなか落ちないという。剥がして洗って、剥がして洗って、を繰り返すのだそうだ。さらに、熊谷の捕捉によると、高い殺菌能力を持つオゾンで洗っているのだという。

宮田さんは、洗い終えた器具を持って、隣の部屋に移動する。扉には、滅菌室と掲げられている。洗い終えた器具を、まず、超音波洗浄機に入れる。消毒薬で、微細な付着物を分解、消毒する。その後、自動洗浄機でたんぱく質を分解する。さらに、熱やガスで滅菌するという念の入れようだ。熊谷がそろえた最新の設備が並ぶ。この部屋には、自信を持っているらしい。

「目には見えないけれど、診療所の中というのは、菌が飛び交っているんですよ。この診療所では、患者を院内で感染させることは絶対ないと、自信を持っています」

宮田さんは、2つの部屋を何度も行き来する。汚れものを洗う部屋と、菌を減らす部屋は、きちんと分ける。これも、熊谷のポリシーだという。

診察室の主

熊谷の城、自らの診察室は、待合室から一番近い場所にある。実は、診療所全体の敷地の中でも、真ん中にあたるという。どこからお呼びがかかっても、すぐに行けるよう考えたという。壁を取り囲むキャビネットは、36年前から、同じものだ。当時の最高級機種を購入したところ、今でも、まったく色あせない。治療用のチェアは、常に、最新のものに入れ替えている。開業してから、これが、3台目。

「この前、ローマ法皇が同じチェアで治療を受けているのを、テレビで見ました。日本では、これが一号機です。豪華な車とかには何の興味もないけど、チェアには、こだわりがあるんです」

勧められて、座ってみる。確かに、チェアの曲線が体にフィットして、快適だ。

「自信があります。恥ずかしくないものしか、患者さんには、提供しません」

さらにもう1つ、この診察室には、別の自慢もあるという。熊谷が、思い切りカーテンを開く。窓の外に、日本庭園がパノラマで広がる。

「いいでしょう、この景色が。歯医者に来るとみなさん緊張するというけれど、リラックスできますよね。まあ、都会じゃ無理ですね。田舎だからこその楽しみですね」

この部屋で、1人の女性が、書類の整理をしている。歯科助手の野口真弓さんだ。野口さんは、10年以上にわたり、熊谷とコンビを組んでいる。まず患者を出迎え、治療の下ごしらえをする。熊谷が患者と話せば、熱心にメモを取る。治療中は、次に必要な器具を渡す。治療の後には、次回の予約などについてのケアをする。フル回転の活躍だ。歯科助手になるためには、資格は必要ない。しかし、その知識は、歯科医師にも劣らないと見受けられる。

「院長が、風のように格好良く入ってきて、治療を終え、風のように格好良く去っていく。そのサポートです。その前後の細々したことは、すべて私がやります。診察中は、院長が考えていること、やろうとしていることを、先回りして、必要なことをします。言われてからやっているようでは、院長のペースには、ついて行けません」

野口さんは常に、「熊谷が次に使う器具」を手に待っている。熊谷も、当たり前に、それを受け取る。言葉は、一言も交わさない。長年連れ添った夫婦みたいですね、と、熊谷に話を振ってみる。

「夫婦以上ですよ。言葉はまったくない。夫婦だと、さすがに、そうはいかんでしょう。プロとプロ、彼女が仕事を休んだら、私も、休みますよ」

どうやら、妻以上に、欠かせない存在のようだ。

神の手のプロフェッショナル

日吉歯科の待合室からは、２本の渡り廊下が伸びている。２つの別棟と、つながっているのだ。まずは、受付から正面に伸びる廊下を進む。静寂の世界。空気が違う。

「ここは、専門医の病棟です。アメリカの最先端の医療を学んできた歯科医師たちです。通常では手に負えない、高度な治療を手掛けます」

日本には、様々な歯科関連の学会がある。「日本歯周病学会」「日本矯正歯科学会」「日本補綴歯科学会」などだ。現在、約50の学会に、２万４０００人ほどが登録している。その中でも、高度な知識、技量、経験を持つとして、学会が認定した歯科医が専門医である。ただしこれは、学会独自の研修や試験によるもので、その質は、一定ではない。

現在、日吉歯科では、３名の専門医が働いている。彼らは全員、日本ではなく、アメリカで認定を受けている。熊谷は、「アメリカ」という部分にこだわったという。

アメリカの制度は日本と異なり、米国歯科医師会の厳しい管理のもと、教育から認定まで、大学が行っている。８年の勉学の後、さらに、専門教育を受ける。その場に進めるのは、各大学で1分野につき数人だけ。競争率も激しく、厳しい審査、試験によって選ばれるのだ。アメリカの専門医で最高峰の「Ｂｏａｒｄ」という資格は、米国の歯科医師18万人のうち、わずか数パーセントしか持っていないという。

日本では、専門医の認定を受けていても、原則として、どんな治療でもする。しかしアメリカでは、自分の専門以外の治療はしない。一般の歯科医から、難しい症例の患者を紹介され、終わったら、その歯科医に返すというシステムだ。

日吉歯科でも、熊谷などの歯科医師が診察し、高度な治療が必要と判断した場合、この別棟に送られてくる。つまり日吉歯科では、診療所の中に、アメリカの専門医制度の仕組みを丸ごと取り込んでいるのだ。

３人の専門医は、歯科補綴、歯周病、歯内療法という、異なる分野の「Ｂｏａｒｄ」の資格を持っている。これだけの「Ｂｏａｒｄ」専門医がそろっているのは、日本はおろか、北東アジアでも、日吉歯科だけだという。その1人は熊谷直大《くまがいなおた》さん。熊谷の長男だ。柔らかいシリコンで患者の歯を覆い、型をとる作業をしている。

「この患者は、強い歯ぎしりで、大半の歯が削れています。だから、歯は残っていても、食べ物を噛んだりするのが難しいんです。それを、回復させるんです」

歯ぎしりで、それほど歯が削れることに驚いた。特に寝ている時は無意識なので、制御が聞かず、体重以上の力が歯にかかるのだという。歯がすり減るのはもちろんだが、ひどい時は、根が割れることもあるという。

「下の前歯2本以外は、バラバラに削れているので、かぶせもので歯の高さを調整します。すべてを、同じ高さにかぶせるんです。数本だけなら簡単だけど、全部一斉となると、かなりの精度が求められます。普通の歯医者では無理ですよ。患者は、我慢して、一生を過ごすしかなくなります」

数日後、完成した型を見せてもらった。患者の口の中がまるごと、見事に再現されている。専門医がいることで、治療の可能性は大きく広がるという。たとえば、子供のころから、歯があまり生えてこない子は、歯並びを矯正しながら成長を見守る。しかし、いつまでも生えてこない箇所は、インプラントにしようとか検討する。そのために、中学生のころから準備を始めて、20歳を過ぎて、治療が終わる。このような患者だと、様々な専門医がチームを組んで、何年もかけて、取り組むという。

直大さんは最後に、自慢の型を手に取って、言った。

「いい出来ですね。こんな型を取れるところ、他にはないですよ」

専門医の別棟には、もう1つ、特長のある部屋がある。高級感あふれた、社長室のような受付だ。壁には、アメリカの専門医の認定証などが張り巡らされている。重厚級の机に女性が座り、患者と和やかに会話を交わす。容姿端麗な山下美登里さん。熊谷によると、専門医患者のためだけのコーディネーターだという。

「専門医の治療となると、5年、10年という長期間になるので、そういう人が必要なんです」

山下さんは、物腰柔らかに、患者と対応している。患者も、歯科医師には言いづらい悩みごとなどを、彼女に相談しているようだ。

「彼女は、NHKでキャスターをやっていた方で、最初は自らの歯の治療で通っていました。この部屋で何より必要なのは、コミュニケーション能力なので、私がお願いして、働いてもらうようになりました。患者さんも、喜んでいると思いますよ」

患者のために、とにかく、とことんやる。発想の豊かさに加え、本当に実行力のある人だなと、改めて感心した。

歯を形づくる職人たち

専門医の病棟を離れ、いったん、待合室に戻る。今度は逆に、受付の右手に伸びる渡り廊下に入る。また、別棟の建物に入る。

「こちらの建物、1階は小児歯科です」

子供専用の建物らしい。その詳細については、後に、ゆっくりと述べる。

熊谷は、階段を2階へ。前々から思っていたのだが、階段を上るスピードがとても速い。文字通り、駆け上がる。運動不足の我々は、息を切らせながらついて行く。「ハア、ハア」という情けない声を打ち消すように、「キーン」という機械の音が鳴り響く。

「ここは、技工室です」

技工室とは、つまり、歯のかぶせものなどをつくる部屋だ。学校の理科室と図工室と技術室を足したような雰囲気だ。歯の型がぎっしりと並ぶ棚の下、6人の歯科技工士が、熱心に作業をしている。歯科技工士は国家資格で、精密な技工技術と、審美感覚が求められる。一般の歯科医では、外注することが多いという。最もベテランの小島明日香さんに話を聞いた。

「診療所の中に技工室があると、歯科医師たちと、密に連携が取れます。たとえば、治療の段階で何かあった時、すぐに対応できます。そういうケースは、結構、多いんですよ」

そういえば、熊谷の治療中、かぶせ物が合わず、急いで歯科技工士を呼び、その場で相談している風景を見たことがある。

小島さんは今、咬合器（口の骨格の可動式の模型）の下顎に、製作した歯を装着し、赤く染めたセロファンを置いている。上顎を閉じた時、上顎の歯に、セロファンの赤い色がどれほどつくか。また、歯と歯の間を、そのセロファンがスムーズに通ることができるか。細かいディテールまで、神経をとがらせてチェックしている。

「当然ですが、一番大事なのは、正確なもの、精度のいいものを作ることです。ゼロコンマ何ミリの世界です。1ミリ狂ったら非常事態です。口の中には入れられません。口の中は、髪の毛1本の違いでも、みなさん、違和感を覚えると思いますよ」

2015年から、歯科用CAD/CAMシステムも導入している。いわゆる3Dプリンターと同様で、パソコン上で歯をデザインすると、電子レンジのような箱の中で、機械が素材を削り出し、30分ほどで歯の型が出来上がる。しかし、どんなに便利な機械ができても、審美的な設計や、最終的な微調整は、歯科技工士が行う必要がある。むしろ、その重要性は、ますます増すだろう。

そして女性の園へ

最後に、院内めぐり、番外編を1つ紹介する。

歯の専門家である日吉歯科のスタッフは、普段、どんなものを食べているのだろうか。熊谷によると、大半は、弁当持参だという。日吉歯科から道路を隔てた対面に、プレハブ風の

2階建ての建物がある。1階は駐車場。2階は、36人の女性スタッフの控室だという。熊谷の了解を得て、昼の弁当の時間、その女性の園にお邪魔してみることにした。

階段を上る足が緊張する。入口には、女性用の靴がぎっしりと並ぶ。プレッシャーだ。部屋のドアノブに手をかける。そっと開く。

「え～」

（嫌悪の混じった）驚きの声が一斉に響く。やっぱり。とりあえず、平静を装おう。

「どうもどうも、ちょっと、失礼します」

ヘコヘコ頭を下げながら部屋に入る。5個のテーブルのグループに分かれ、和気あいあいと、食事を楽しんでいる。ほとんどのお弁当は、かわいらしい手作りだ。

「硬いものを噛むと、唾液が出るので、歯にいいですよ。脳も活性化されるし。逆に柔らかいものは、歯にベトベトつくし、よくないです」

さすがは日吉歯科のスタッフ。毎日、そこまで考えているのだろうか。

「まったく。子供の世話でバタバタして。基本、きのうの残り物です。撮影が来るとわかっていれば、気合い入れたのに。どうしましょうという感じです。お恥ずかしい」

この「ゆるさ」に、むしろ、親近感を抱いてしまう。

続いて、食事を終えた女性が、机の下から、煎餅のパックを取り出す。

「辛いの苦手な人いますか。みんな、大丈夫だよね」

同じテーブルのグループに、分配する。すると、他の女性はクッキー。また他の女性はチョコレート。みんなが、お菓子を持ち寄り、分け合っている。女子中学生の遠足か。それを、むしゃむしゃむしゃと、よく食べる。歯に悪くはないのだろうか。

「だらだら食いさえしなければ、大丈夫です」

だらだら食い。学術用語だろうか。短い間隔で、何度にも分けてものを食べることを言うそうだ。食べ物のカスが口に入るたびに、虫歯菌は活発になるので、食事の回数は、なるべく少なくまとめたほうがいいという。だから食後に、すぐ、おやつなんですね。

おやつの後は、当然、歯磨きだ。プロの歯磨きとは、いかなるものか。しかと拝見と思い、洗面所で待ち伏せする。しかし全員、歯ブラシを抜き去り、『更衣室』に逃げ込んでしまった。どうやら、歯を磨く顔を撮られるのが、恥ずかしいらしい。男性の我々は、さすがに踏み込めない。地団駄を踏みながらも、意外と、乙女チックな一面に微笑んだ。

診療所を一周しての感想がある。一見、継ぎ足しの連続で、無頓着に広げられてきた空間だが、随所に、熊谷のこだわりが感じられた。スタッフも、その理念をしっかりと「共有」している。日吉歯科は、予防医療ばかりがクローズアップされるが、その土台は、様々なプ口の力によって支えられている。熊谷は、こう、胸を張る。

「日吉歯科の患者は、この診療所に来ることに誇りを持っています。その誇りにこたえられるように、私は、院長として最善を尽くす。一流の環境を用意して、一流のプロを集める。院長が一番の『ひら』というか、小間使いですよね」

定期的なメインテナンス

82歳女性・歯のある日常

今、我々の目の前に広がるのは、鳥海山の雄大な眺めだ。鳥海山は、山頂に雪が積もった姿が富士山にそっくりなため、出羽富士と親しまれている。その裾野には、刈り取りを終えた一面の田んぼが、延々と続くだけ。その分、より一層、その威容が際立つ。

ここは、山形県遊佐町。酒田市の北側に隣接する、人口1万5000人の小さな町である。カメラマンと2人、田んぼの中の1本道を車で走る。鳥海山を眺めながら、熊谷の言葉を思い出す。

「私たちの目標は、生涯、自分の歯で食べるということです。日吉歯科に20年以上通った患者さんの中で、歯を2本以上失った人は、1人もいません」

本当にそうなら、老後の食生活、ひいては、生活のあり方自体も変わってくるはずだ。ぜひその人たちに会いたい、とお願いしたところ、この遊佐町に住む1人の女性を紹介してもらったのだ。

車は、小さな集落に入る。ナビによると、目指す女性の家は近い。

「ここですね」

カメラマンが言う。黒光りする木で組まれた、２階建ての、立派な日本家屋だ。車を降りて、耳を澄ませる。家の中から歌声が聞こえてくる。

「秋の夕日に～照る山もみじ～」

引き戸を開けるのを、躊躇してしまう。しばし待つ。歌が終わる。今だ。

「ごめんください」

「は～い」

若々しい声が帰ってくる。橋本優子さん、82歳。声だけでなく、見た目も、はつらつとしている。まずは、歌を褒める。

「聞いていたんですか。お恥ずかしい。子供のころから歌が大好きで、カラスの鳴かない日があっても、優ちゃんの歌わない日はないって、言われていたんです」

照れながら、キッチン兼リビングに通してくれた。素敵な空間だ。部屋の真ん中には、大きな薪ストーブが鎮座している。立派な梁の合間を縫うように、煙突が、天井を突き破って伸びる。窓際には、１人用のソファと小さなテーブル、そして、テレビが、小島のようにまとまる。外に目を向けると、真っ赤に実った大きな柿の木が覗いている。ストーブに、薪をくべる。木の繊維がはぜる音がする。扉の中の炎が、オレンジ色に揺らめく。その熱で温めた鉄瓶からお茶を煎れ、お菓子を出していただく。東京でのせわしい日々とは、まるで、別世界だ。

「この土地で生まれ育ち、若いころは学校の教師をしながら、母親の面倒を見てきました。母は数年前に、亡くなったので、今は1人暮らしです。広い家なので、部屋の1つを、子供たちが自由に入れる遊び場に改造して、開放しているんです」

そんな会話を重ねているうちに、橋本さんが、お菓子に手を伸ばす。煎餅をつかみ、口にはさむ。「ボリッ」と音を立て、真っ二つに割る。その片割れを、口の中で、「ボリボリ」と噛み砕く。すべてが喉を通った後、何事もなかったかのように、お茶をすする。見事な食べっぷりだ。

「お煎餅は、昔は嫌いで、ほとんど食べなかったんです。でも今は、大好きになりました。この『ボリッ』という音が、心地よくて。いい音ですよね。この音が聞きたくなる日があるんですよ。何か、体が欲するというか、歯が喜んでいる気がするの」

確かに心地いい。しかし、80歳を過ぎて、こんなに豪快に煎餅をかじれる人は、滅多にいない。

「歯は、もちろん、全部残っています。入れ歯は1本もありません」

どうりで、あの食べっぷりだ。続いて橋本さん、スルメに手を伸ばす。すると、それを指に巻き、器用に結んで小さく丸める。

「スルメはおいしいけど、長いまま食べると、口の中から出て、みっともないでしょ。だから、丸めるの。格好いいでしょ。味が出る気もするしね」

そのまま丸ごと、口にほおり込む。顎が上下に動く。橋本さんの白い歯が、スルメをすり潰している様子が、目に浮かぶようだ。

タコも大好きだという。「飲んべの父が好きだったから、その影響かしら」と笑う。寿司屋に行っても、注文するのはタコばかりだという。そして仕上げは、皮のついたリンゴ。これももちろん、丸かじり。

「何でも食べられる歯が当たり前だと思っているので、歯がない不便さがわからないの。でも、悩んでいる友達とかを見ると、私は幸せなのかなって思う」

そんな橋本さん、子供のころは、歯で苦労していたという。歯磨きは、1日1回だけしかしない。虫歯が多く、体調が悪くなると「歯が浮いていた」という。おやつも、柔らかいものしか食べなかった。兄の関節が子供のころから悪かったのも、歯と関係がある気がした。歯茎が腫れて苦しがる母親を見ては、歯に対する恐怖がますます募ったという。

20年ほど前、母親が、総入れ歯にすることになった。地元の歯医者に連れて行ったが、うまく合わなくて、辛そうだった。「何とかしてあげたい」と思っていたところ、友人から、日吉歯科の評判を聞き、連れて行った。そこから、自分も通うようになったという。

橋本さんは毎日、1時間30分かけて歯磨きをしている。まずは、電動歯ブラシ。続いて歯と歯茎の境に届く、穂先の長い歯ブラシ。そして、奥歯を磨くための丸い歯ブラシ。さらに、歯と歯の境目を磨く歯間ブラシ。最後に、フロス。歯磨きは、ソファに座って行う。これが、1日の中で、最高のリラックスタイムなのだという。

「1時間30分も磨けと、日吉歯科から言われているわけではないのよ。実際、こんなに長くやっても、効果は変わらないと思うし。でも、私、幸せなんですよ、歯を磨いている時間が」

歯の間から菌が出て、きれいになっていくという感覚が好きだから、気分が良くなるまで磨くという。友達と旅行に行っても、いつまでも1人で歯を磨いているので、みんな、呆れかえるという。家で琴の練習をする時も、事前に歯磨きをしないと、精神が集中できず、琴と向き合えないという。

合唱のほかにも、琴、バランスボールなど、様々な習い事をしている。歯が丈夫であることで、生活は変わる。飛び切り元気な82歳だ。

メインテナンスは人生の彩り

数日後、橋本さんの自宅を再び訪ねる。この日、日吉歯科に行くというので、ご一緒させてもらうことにした。この日は新たに、家を覆い隠すかのように、巨大な雪囲いがしてある。冷たい北風が、むしろを揺らす。もう、冬が近い。

「いらっしゃい」

出てきた橋本さんを見て驚いた。自宅内の取材だった前回とは異なり、この日は「お出かけモード」だ。カラフルでおしゃれな服に、帽子、そして、「これ、サングラス」と言って色つきの眼鏡をかけている。土間に壁高く積まれた薪の隙間から、自転車を引っ張り出し、さっそうと乗り込む。

「出発進行！」

機関士のように腕を揚げると、地面をけり、ペダルをこぎ始める。強い向かい風が吹き荒れる、田んぼの中の1本道を、82才が行く。背筋がきゅんと、垂直に伸びる。ペダルは高速で回転する。かなりのスピードだ。

「私、せっかちだから、ぶっ飛ばしますよ」

出発前、そう宣言していた。「ぶっ飛ばす」という言葉にびっくりした。私たちは、橋本さんの通院風景を撮影したいのだが、スピードが早すぎて、思う通りにいかない。結局、1台の自転車にあたふた振り回させているうちに、最寄りの南鳥海駅に到着した。2キロメートルの道を、10分で走り切った。

南鳥海は、田んぼの中の無人駅だが、一応、待合室はある。橋本さんは、琴の譜面を見て勉強している。天気も良いので、折を見て、ホームに出てみる。我々は一様に、驚きの声を上げた。

「あ、虹！　大きいですよ」

鳥海山に、巨大な虹がかかっている。こんなに大きな虹を見たのは、何年ぶりだろう。橋本さんも、子供のようにはしゃいでいる。

「私、知らない土地から帰ってきても、庄内平野に入ると、ほっとするの。終戦直後に東京の学校に通って、そのまま働こうと思っていたけど、帰ってきちゃった。毎月、風邪ひいて。東京の空気が、合わなかったんですね」

2両の電車に乗り込む。2両のわりには、多くの客が乗っている。10分で酒田駅に到着した。ここから日吉歯科まで、20分かけて歩く。本当に元気だ。

「日吉歯科の通りにあるお蕎麦屋さん、私のお友達の甥ごさんがやっているの。だから日吉歯科の帰りは必ず、そこで食べていくの。鴨が好きだから、鴨ロース」

　おしゃべりも尽きない。日吉歯科の待合室では、偶然、幼馴染みの男性に遭遇した。さらに、言葉が弾む。

「彼、私の筋向いの家に住んでいたの」

「んだ」

「子供のころ、よく遊んだのよね」

　男性に聞いてみた。橋本さんは、美人でしたか。

「当然だべ」

「ははははっは」

　橋本さんは大笑いする。その表情は、通院という言葉からイメージする悲壮感とは、正反対だ。日吉歯科の診療のあり方が、そう、させているのだろうか。

「橋本さん、お待たせしました」

　歯科衛生士に導かれ、2階の診察室へ向かう。階段も、難なく上る。担当の歯科衛生士は、大塚里佳さんという。勤めて30年以上のベテランだ。日吉歯科の開院当初から、熊谷とともに働いてきた。ちょっと話がそれるが、今回の取材を通して、大塚さんは、とても印象に残る人物だった。

毎朝、一番早く来て診療所の扉を開くのは、たいてい大塚さんだった。まだ暗い診療所の中、1人黙々と、各所に活けてある花の世話をして回る。その活けっぷりが、あまりに素人離れしている。聞くと、やはり、お花を習っているという。館内でのコーディネートのコツを聞くと、医療機関なので、香りがきついものは外すそうだ。

「私自身、草みたいなお花が好きなんです。勿忘草とか、コスモスとか。ああいうお花が好きなんです」

自分の患者がいない時には、受付の後ろから待合室の様子をうかがい、「何かあったらいつでも出動OK」というオーラを漂わせていた。女子控室を撮影した時も、恥ずかしがらずに歯磨きしてくれたのが、大塚さんだった。私たちにとっては、歯科衛生士の鏡のように映っていた。


話を、診察室の橋本さんに戻そう。今更だが、そもそもこの日は、どこが痛くて、日吉歯科に来たのだろうか。

「どこも痛くないですよ。メインテナンスですよ」

メインテナンスとは、熊谷の予防歯科の中核である。一度、治療を終えた患者は、その後、痛い箇所がなくても、３か月に一度、必ず通院して、様々な歯のクリーニングを行う。初診の時、あれだけ念入りに行うのに、まだ必要なのか。大塚さんに聞いてみた。

「口の中の細菌は、いくらきれいにしても、月日がたてば、また増えるんです。それを、定期的に減らさないとダメなんです」

日吉歯科のメインテナンスは、担当制だ。初診の時の歯科衛生士が、ずっと、１人の患者を見続ける。口の中の小さな変化も、見逃さないためだ。大塚さんと橋本さんも、27年前の初診からの付き合いになる。

日吉歯科では常々、「マイ・ハイジニスト」を持つ必要性を説いている。ハイジニストとは、歯科衛生士のことだ。

「たとえば、髪の毛を切る時、お気に入りの美容師を予約して、美容院に行きますよね。そして、今日はどんな風にしてみましょう、と、話しながら、セットしますよね。あの感覚です。いつも同じ歯科衛生士なら、過去を知っていて、未来も予測できる。マイ・ドクターよりも、マイ・ハイジニスト。それが重要なんですよ」

日吉歯科のメインテナンスには、１時間と30分、２つのコースがある。この日の橋本さんは、30分コース。まずは、ざっと口の中を見る。

「特にお変わりありませんね」

続いて、歯垢の除去、歯面の研磨、フロスと、淡々と作業が続いていく。日常の一部であるかのような、心地よい時間。その時、大塚さんの手が止まる。橋本さんの、小さな異変を発見した。

「ここ、噛んでいますね」

唇の裏に、小さな噛み跡がある。

「時々あるの。歯のバランスが悪いのかしら」

「噛み合わせは問題ないようです。急いで食べたりすると、噛んじゃうこと、ありますよね」

文字で書くと、しかめっ面で会話しているように見える。実際は、笑顔で、冗談交じりに語りあう。旧友とのおしゃべりのような楽しさが、診察室に満ちている。この日は、自宅から、橋本さんのメインテナンスに同行した。その結果、確実に感じたことがある。日吉歯科の存在は、橋本さんの歯の健康だけではなく、人生そのものにも、彩りを添えているということだ。

メインテナンスは、最後に、フッ素を塗って終了。この日の橋本さんの口の中の感想を、大塚さんに聞いてみる。

「お家でのお手入れが熱心なので、すごくいい状態を保っています。前は歯ぐきのポケットが深くて心配なところがあったけれど、頑張っていただいて、浅くなっています」

「そうしないといけない、と思ってやっているんです」

「習慣になっているから、しないと気持ち悪いんですよね」

幼女のようにうなずく橋本さん。プロの見立てで、その歯は、いつまで持つのだろうか。

「そりゃ、一生涯ですよ。一生涯」

「そうですね。通えるかぎりは、通うつもりです」

それから半年後、大塚さんは、日吉歯科を退職した。齢を重ね、もう、手が正確に動かない、というのが理由だった。私から見れば、まだまだやれるのに、という残念な気持ちだった。しかし、その引き際の鮮やかさもまた、大塚さんらしかった。そして、橋本さんの歯は、後輩の歯科衛生士に、引き継がれていく。

土蔵に眠る３万のカルテ

最初に日吉歯科を訪れた時から、ずっと気になっていた場所がある。別棟をつなぐ渡り廊下にある、土蔵だ。熊谷は常々、「ここが、この診療所の心臓部」と言い切っていた。取材

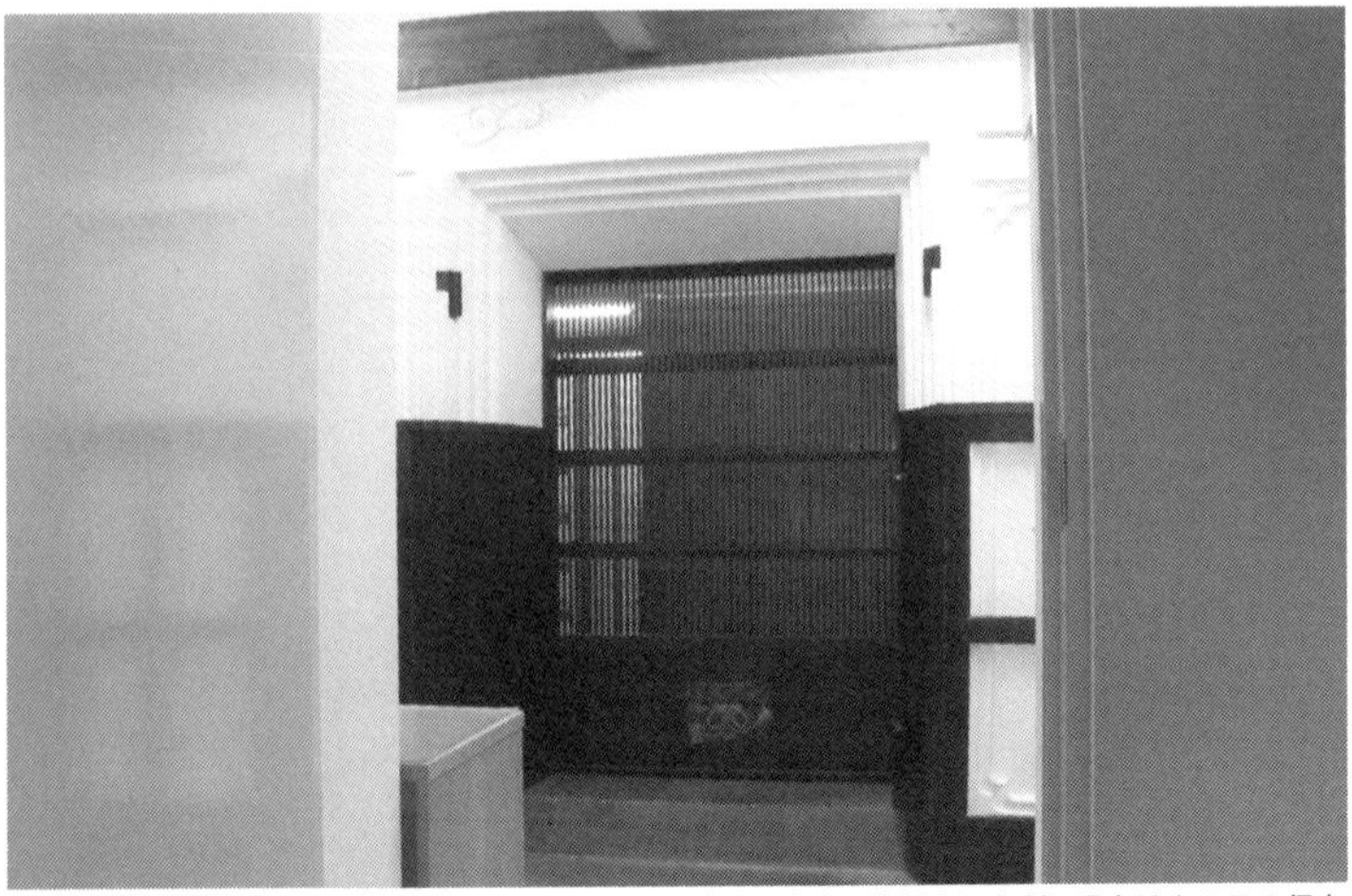

診療所の渡り廊下に突然姿を現す土蔵。もともとは熊谷の自宅の物置だったが、現在はカルテの保存庫になっている。

も日数を重ね、いよいよ、その中を見せてもらうことになった。よく見ると、2階建ての、本当に立派な蔵だ。熊谷が、両手を入口の引き戸にそえる。重くて、片手では動かないのだ。いよいよだ。足を踏み込む。ぎっしりと、移動式の書架が立ち並んでいる。その棚の中には、ファイルが数冊ずつ入ったボックスが、ぎっしりと詰まっている。

「患者のカルテです。36年前の開業以来、3万近く、すべて保管してあります。この蔵はもともと、うちの物置だったんです。でも、湿度や火災に強いので、カルテの保管場所として、これ以上のところはないなって」

棚をよく見てみる。1から通し番号が振ってある。カルテは、法律的には、5年間保存すればいいことになっている。日吉歯科のカルテは、期間も数量も、桁外れだ。熊谷が、一番手元の棚にあるファイルを、無作為に1つ、引き出す。

「これで、1人分です」

カルテといえば、ペラ1枚のイメージだ。でもこのファイルは、電話帳のように厚い。書面に加え、目を引くのは、写真の多さだった。いくら一生懸命に書き込んでも、文字の情報量は、写真には遠く及ばないという。日吉歯科では、初診の時から定期的に、同じ角度とサイズで、患者の様々な写真を撮り続けている。それらの写真は、今ではデジタルで保管されるが、10年ほど前までは、フィルムだった。

「昔は、写真代だけで、ひと月30万円かかったんです。写真屋に払った総額で、土地を買えると思う。でも、一度もやめようとは思いませんでしたよ。予防歯科において、写真の価値は、土地よりもはるかに高いと信じていたから。お金には、代えられないです」

このファイルの中に、1人の患者の人生が、詰まっている気がする。

「たとえばこの男性、乳幼児の時から通院して、今30歳。赤ちゃんの時からの記録と写真が全部残っています。そんなもの、自宅にもないと思いますよ。だからメインテナンスの時も、昔の写真を見ると、親近感がわいて、盛り上がる。患者とのコミュニケーションの手段にもなるんです」

この土蔵には、毎朝、歯科衛生士や歯科医師たちがやってくる。その日に診察する患者のファイルを持ち出し、診察前には必ず、すべてに目を通す。今までの経緯と同時に、将来、どうなっていくか、つまり、今後、何をすればいいのか、一目瞭然なのだという。

さらに、この土蔵は、言い換えれば、36年間に及ぶ、3万人のデータベースでもある。そこに記された数字から、様々な統計データを導くこともできる。

「予防医療が正しいということを、患者が証明してくれたんです。この記録が残っているからこそ、きちんとメインテナンスを続ければ、虫歯、歯周病は簡単に起きないんだ、ということが、数字として立証できているんです。次世代の人たちの口腔の健康を守るための、有力な参考にもなります」

この土蔵にいると、36年間の時間の長さというか、3万人の人生の重みというか、そういうものが肌で感じられて、妙に、感慨深い気持ちになる。私は通りすがりの取材者で、この診療所に関わってきたわけではないのに、不思議な気分だ。熊谷の顔つきも、口調も、いつになく、神妙になっている。

「この土蔵のデータが、私を成長させてくれたんです。スタッフも、成長させてくれた。診療所にとっての宝物。これなしには日吉歯科の今はないし、今後も考えられない」

数日後、土蔵の雰囲気を伝えるために、この中の風景を撮影していた。すると、「黙って入らないでほしい」と注意されてしまった。日吉歯科の取材を始めて以来、基本自由で、撮影を制限されるようなことはなかった。それでつい、言葉をかけずに中に入ってしまったのだ。撮影のことで注意されたのは、後にも先にも、この1回だけだった。この土蔵に対する、熊谷の思いが伝わってきた。

日吉歯科という空間には、患者たちの思いが刻み込まれている。実際に、メインテナンスに通ってきた患者たちに、その胸の内を聞いてみた。

●女性　47歳　通院歴10年

「メインテナンスを受けると、とっても快調です。安心感があります。定期的に見てもらっているので、自分でもわからない変なところがあれば、言ってもらえます。私にとっては、温泉に来る感じです。リフレッシュなんです。口の中の温泉みたいな感じで来ています。めんどくさいと思ったことは、1回もないです。髪を切りに行ったり、顔をエステに行ったりするのと同じ感覚で、この歯医者に来ます。みなさん、定期的に、美容院行きますよね。それと同じ感覚。きれいにできない箇所を、きれいにしてもらう。きれいになって帰る場所です。生活の一部です。ないと困ります。歯科衛生士さんとも、ここでしか会わないんですけど、すごく濃い話をします。今日はカメラが回っているので遠慮していましたが、いつもは、すごいんですよ」

●男性　72歳　通院歴34年

「メインテナンスは、メチャクチャ気持ちいいよ。当分、何も食べたくないね。きれいになった口の中が、もったいなくて。今なら、口臭も気にならないし。やっぱり、自分の歯磨きとは違う。自分でも気を付けているつもり。でも、なかなか肝心なところには当たっていない。自分で磨いているつもりでも、磨き残しがあったり、歯垢がついていたり、それはやっぱりここへ来ないとわからない。メインテナンスで、気付かされる。3か月間、いかに出来ていなかったかを、反省するタイミングにもなっている。一番最初は歯ぐきから血が出たんだけど、今はもう全然出ない。そういうのはうれしかったりするよね、やっぱり」

●女性　48歳　通院歴24年

「歯の健康は、車の車検と同じで、定期整備すればいいんだなってわかりました。体全体にも言えますが、普段何でもないと思っていると、どっか悪くなっている箇所がある。それを見てもらうのがメインテナンスですね。私は、最初から、ずっと同じ歯科衛生士さんなんです。私の歯をすべてわかってくださっている。カルテや写真も全部残っているし、安心です。黙って座っているだけで、とにかく頼れます。何かあった時、すぐ相談にのってもらえるし、火事があったら小火のうちに、みたいな思いで、ここからは離れないぞ、という決意でお世話になっています。ここへ通うようになってから、新しい虫歯は1本もありません。歯を噛みしめて実感しています。いい時代になったなって。幸せな時代だなって」

第2部

素顔の熊谷

熊谷の1日

夜明けのエアコン制覇

酒田は、日本海に面した北国の町だ。冬の初め、時刻は朝の5時を回ったばかり。まだ、町は暗い。日吉歯科の入口で、私とカメラマンは、体を震わせながら立つ。昼間はポカポカしているが、朝晩は、本当に冷える。様々な服を6枚も重ね着しているが、南国育ちの私には堪える。その時、内側から、扉の鍵を開ける音がする。紺のフリースを着た熊谷が、顔を出す。

「おはようございます」

挨拶を交わし、寒さから逃れるように、さっと、真っ暗な建物に滑り込む。熊谷は、毎朝、5時30分に診療所に出勤するという。なぜ、そんなに早いのか。私たちも、合流することにした。

「朝早くから、大変でしたね」

ねぎらいの言葉とともに、待合室のエアコンのスイッチを入れる。暖房をかけてくれるのだ。寒がりの我々への、思いやりか。

「スタッフが８時過ぎに来るので、それまでに、建物を温めておくんですよ」

それが、５時30分に出勤する理由だったのか。そういえば、奇妙な現象を思い出した。日吉歯科のスタッフは、もう冬だというのに、全員、半袖で働いているのだ。もしかして、熊谷の暖房が、強すぎるのではないのか。

「うちは全員、１年通して、半袖だと決めているんです。清潔さを保つためです。カーディガンとか着ると、いろんな汚れや細菌が、付着しますから」

スリッパの殺菌箱も、滅菌室もすごかったが、熊谷の行動は、すべてが、徹底的なこだわりに裏打ちされている。しかし、建物の暖房って、院長の仕事なのだろうか。

「スタッフに、朝５時30分に出勤しろとは言えないですよ。前にも言いましたが、スタッフが働きやすい環境を作るのが、院長の最大の仕事なんですよ」

熊谷によるエアコンのスイッチＯＮは、全棟、30分かけて行われた（夏場は逆に、冷房を入れる）。今は冷え冷えとしたこの院内も、８時には、きっとぬくもりの空間になっているのだろう。それまでには、まだ、２時間ほどある。どうするのかと尋ねると、自宅で朝食を摂るという。我々も一緒に、お邪魔することにした。

奇妙な朝食メニュー

熊谷の自宅は、診療所と、文字通り隣接している。というよりも、診療所が、自宅の敷地の中にある。受付の裏の通用口から出て、2メートルほど歩くと、自宅の勝手口だ。通勤時間、5秒といったところか。とても便利だと思う反面、公私の区別がつけづらくて、大変だろうなとも思う。もともと、公私の区別をつけるような人でもない気もするが。

勝手口を入ると、すぐにダイニングだ。L字型のキッチンである。そのLの字の短い棒の先の壁から、木製のテーブルが伸びている。つまり、キッチンとテーブルを合わせて、コの字型の空間が出来上がっている。対面型キッチンの調理スペースが、そのまま食卓になっている感じだ。すべて、若き日の熊谷の提案だという。

「キッチンと食卓が一体化しているので、『運ぶ』という無駄な時間が必要ないでしょ」

おそろしく効率が良い。感心していると、味噌汁を盛っている女性が、横から口をはさむ。妻のふじ子さんだ。

「早く食べたくて、我慢できないだけなんですよ。でも、このダイニングのおかげで、私も、仕事と家事を両立できたのは、確かですけどね」

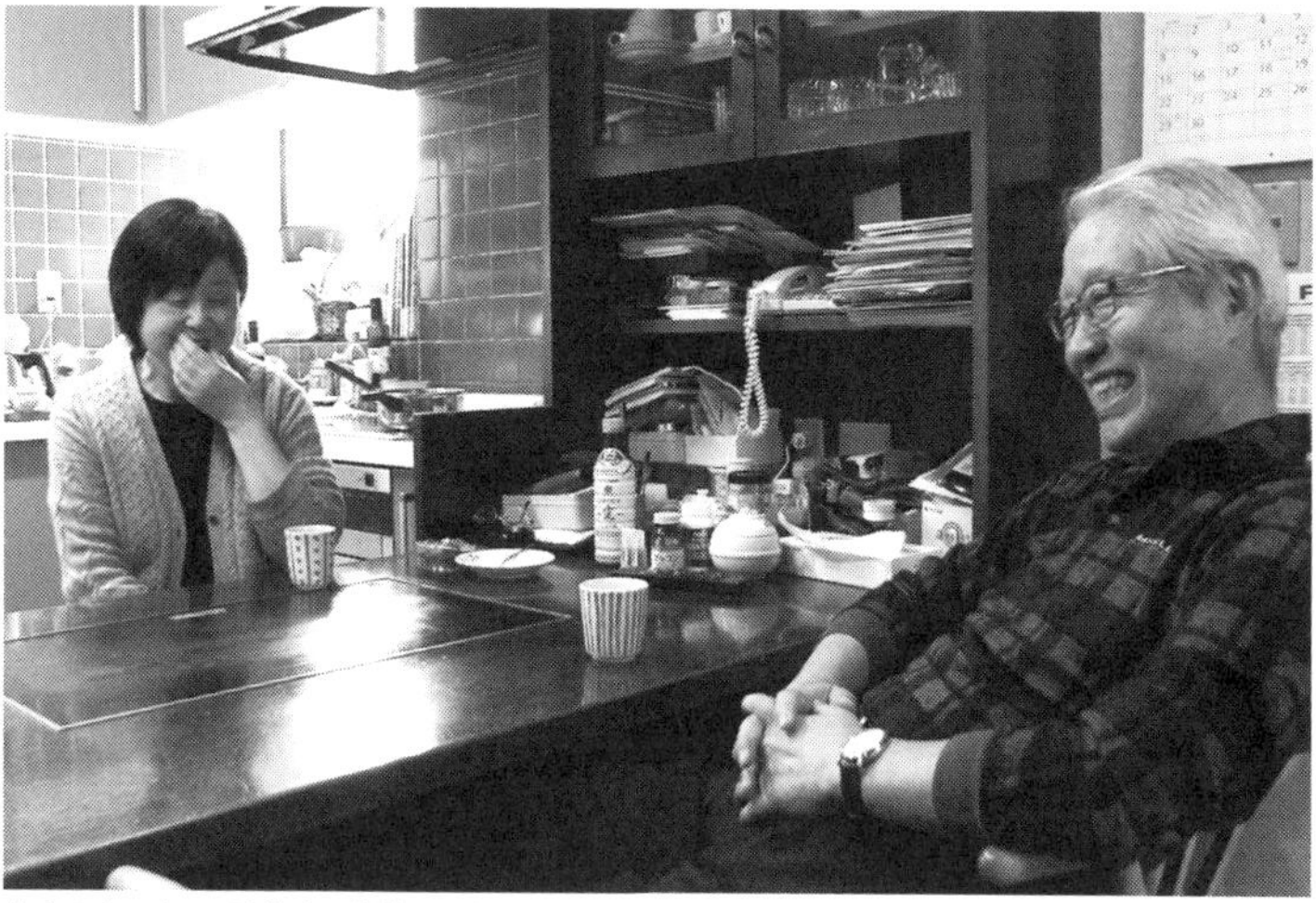

自宅のキッチンで談笑する熊谷と、妻のふじ子さん。ご自慢の食卓で安らぎのひと時を過ごす。

食卓のテーブルは、片方の端が壁に固定されている。地震が来ても安心だという。さらに、熊谷発案の仕掛けがある。真ん中の部分が、スポッと外れるのだ。大きな鉄板があらわれる。焼肉屋のテーブルのようになっているのだ。

「若いころ、とにかく牛肉が大好物だったんで、特注で造ってもらったんですよ。でも、40過ぎたころから、逆に、あの匂いに耐えられなくなり、今はまったく使ってないです」

なんともったいない。しかし、このテーブルへの愛着は、今も変わらないという。

「うちは、診療室は超一流だと自負しています。あの診療室から想像すると、自宅も、大理石を使ったり、ものすごいゴージャスだと思いますよね。でも、実際は、場末の家という感じですよ。このテーブルも、カンナかけたら、かなりきれいになると思います。でも、こういう汚れ方も捨てがたいんです。使い込まないと出てこない味というか」

熊谷は、4人の男子に恵まれた。このテーブルには、最大、8人が座れる。今は成人しているが、子供たちが小さかったころ、家族のだんらんは、いつもここだった。客人が来ても、きまって、一緒に食卓を囲んできたという。

サラダ、焼魚、卵焼きなど、ふじ子さんの手で、着々と朝食が並び始めている。熊谷は、ジュースをコップに注いでいる。

「食事の前に、必ず、ニンジンジュースを飲むんです。おいしいし、食欲も増しますし」

しかも、新潟の雪下ニンジンにこだわっているという。雪下ニンジンとは、通常秋に収穫するニンジンを、ひと冬、雪の下で寝かせたものだ。そうすることで、甘みが増すという。そして、さらなるこだわりがある。青森県産のリンゴジュースでハーフ&ハーフに割るのだ。

「雪下ニンジンだけだと、すごく濃いんです。濃すぎるんです」

だからといって、なぜ、青森県産リンゴジュースで割るのか。そこまでは、追及しなかった。

熊谷はこれを、毎回、食事ごとに混ぜるのではない。一升瓶に作り置きして、冷蔵庫の中に、大量に保管していた。

　後日、その製造風景を見せてもらった。テーブルの上に、２本の空き瓶を並べる。まずは、ニンジンのジュースを、均等に入れ分ける。この時、きちっと2等分されるように、何度も瓶を傾けたり、水平な目線で見比べたり、あまりに真剣なので、思わず吹き出しそうになってしまった。続いて、瓶のあまったスペースにリンゴジュースを注ぎ、カクテルのようにシェイクする。その荘厳な雰囲気が、いかにも秘薬を調合しているようにも見え、さすがに医者だな、と合点がいった。


　ジュースを飲み干すと、次は、納豆を取り出す。特にこちらから依頼したわけではないのだが、熊谷が、料理番組風に解説を始めた。

「納豆は毎朝食べますが、大切なのは、自分流のアレンジです」

　またアレンジですか。

「まず、納豆を十分にかき混ぜます。頃合いを見計らい、紀州のこぶ梅を入れます」

　巨大な梅干を、納豆に投下する。

「紀州のこぶ梅であることが肝です。こぶで作っているので、塩分控え目なのです。ふつうの梅干ではしょっぱすぎるので、注意してください」

続いて、納豆の中で、梅干しをつぶし始めた。

「梅干しは完全にすりつぶし、納豆が白くなるまで、かき混ぜます。最低でも5分間は続けましょう。手を動かしているうちに目も覚めてくるので、一石二鳥です」

これをご飯にかけて、一気にほおばる。よく見ると、茶碗も、丼なみにでかい。朝からこの量は、すごい。

「朝食は、一番しっかりとります。午前中は長丁場なので、しっかり食べないと、仕事ができないんです。パンはモソモソして、食べた気がしない。やっぱりご飯と納豆ですよ」


この日のデザートは、庄内柿だ。診療所の庭の木から収穫したものだという。この年は、あまりに大量に実ったため、我々もお土産にいただいた。熊谷は、あっという間に平らげた。熊谷の食事風景について、ふじ子さんに、率直な感想を聞いてみた。

「一言でいえば、早い」

「でも、味わっている」

熊谷がすかさず、横から口を挟む。微笑むふじ子さん。

「たしかに、出した料理に、嫌と言ったことはないわね」

「まずいとか、言ったことがない。本当に言わない。出されたらおいしいと食べる。私は、礼節をわきまえた人間ですよ。作ってもらってまずいなんて、よく言うよという感じ」

　では、なぜ、そんなに早く食べるのか。

「子供の時は食べ物がなかったんです。目の前にあるものを早く食べないと、食べられちゃうみたいな。根っこには、そういう競争があったと思う。孫なんか見ていると、本当に食べない。食べなきゃほっとけと思うが、ほっといたら、本当に食べない。ものが豊富にあるのは、幼児からの食生活にも影響するんだなと、つくづく思います」

　でも、早く食べるって、歯にはどうなのだろうか。

「歯にとっては、それなりに時間かけて、ゆっくり食べた方がいいですよ。早く食べると、唾液と混ざらないうちに、全部を飲み込んでしまうから。それはわかっていますが、30回噛んでとか、とてもでないが、やってられません」

　蛇足だが、熊谷にも苦手な食べ物はある。牛乳とマヨネーズだ。その理由を聞いてみた。まずは、牛乳。

「子供の時に脱脂粉乳を強要されて、嫌いになったんです。それ以来、トラウマになってしまいまして。学校で隣に座った子はいつも犠牲になっていた。『僕の牛乳も半分飲んで』と押し付けていたので」

続いて、マヨネーズ。

「つくる工程を想像するとダメなんです。酢と、和辛と、卵。それを混ぜるのが納得できない。頭の中で拒否反応をおこしちゃうんです」

これには、ふじ子さんも苦労してきたらしい。

「主人がいる時は、絶対に使わない。でも、子供たちもそれでは困るので、主人が外出している隙を狙って、食べさせていました」

ふじ子さんが、一流の猛獣使いのように見えてきた。

カリスマの歯磨き

朝食後、熊谷は階段を上って2階へ向かう。歯を磨くという。「すごい」と、思わず声をあげそうになった。1辺が2メートルはあるような、大きな鏡。その下に、広い洗面台。その前に、熊谷が立つ。

「最近、電動歯ブラシなんですよ」

早速、口に頬張るように、ブラシをくわえる。磨きながら、必死に、(おそらく磨くコツなどを)解説しようとしている。しかし、口が開けないこと、プラス、音がうるさいこと、という悪条件が重なり、何を言っているかまったくわからない。適当にうなずいて、お茶を濁す。電動歯ブラシは、2分で終了。

次は、フロス。その指の動きの速いこと。早送りの映像を見ているようだ。熊谷も、調子が乗ってきたようだ。

「鏡見なくてもフロスできますよ。むしろ、見るとやりづらいんです」

わざとよそを向いて手を動かす。立派な鏡が、かわいそうだ。わざと意地悪な質問をしてみる。

「目をつぶってもできますか」

「もちろん」

じゃあ、やって見せてください、とお願いしようとした瞬間に、1分半で終了。最後に、フッ素を付けた歯ブラシで、もう一度磨く。こちらは、1分で終了。フッ素が流れ落ちないように、うがいは、軽くゆすぐ程度にとどめておく。

ちなみに熊谷は、自分の診療所で、定期的に、歯科衛生士メインテナンスも受けている。

というよりも、大好きだという。

「すごく気持ちいい。眠くなっちゃうので、仕事がある時は、困るんだけど」

歯磨きを終えて、自慢の歯を「ニッ」と見せてくれた。なんて若々しい。他人の歯を見て、そんな印象を持ったのは初めてだ。生命力のような、まぶしいオーラを感じる。もちろん、虫歯も歯周病も、1本もないという。

「73才だよ。この歳で、こんなきれいな歯の人は、いないでしょう。常に口の中を清潔にしていれば、悪くなるはずがない。日本中がこうなるはずなんだけどね」

格闘技で眠れない

お口さっぱりの後、リビングのソファで新聞を読む。ソファの前のテーブルも、ご自慢らしい。

「すごくいいんですよ。ソファに座って、テーブルの端に足をひっかけてリラックスしても、まったく動かない。すごい重いから。今日はカメラ回っているから、そんな行儀悪い格好はしませんけどね」

ふじ子さんを交え、雑談を重ねているうちに、熊谷の入浴の話題になる。熊谷は毎朝、診療所のエアコンを作動させた後、朝食までの時間を利用して、風呂に入るという。しかし、夏はシャワーだけ。冬も、あっという間に出てくるという。いわゆる、カラスの行水だ。

「ボーッと湯船につかるということが、できないんですよ」

熊谷に、ふじ子さんも、同調する。

「すぐ出てくる。なんでもあっという間。ほんと、そこは、徹底しているというか、呆れるくらい、一貫しているわよね」

両手で湯飲みを包み込み、しみじみと語る。

「私はどちらかというと、明日でいいことは明日でいいと思うタイプなんです。でも主人は、今日すべきことは今日すべきと思っている。その辺のスピード感は、全然違います」

「診療所でも、スタッフはみんな、私のペースで動くので、早くなってきている。手を抜かずに早く。手を抜いて早いのは、最悪だから。そういう点ではみんな、私のスピード感になじんでいる」

熊谷のスピードぶりは、私たちも、毎日のように体験してきた。スタッフも、口には出さないが、大変だと思う。

「３６５日24時間、ほとんど仕事のことしか考えていません。それが嫌じゃなくて、結果として楽しいんです。日本の歯科は世界一。国民の歯の健康も世界一。そういったミッションを、自分は担っていると思っているので。私がやらなきゃ、誰がやると」

そういう毎日は、つらくないのだろうか。

「月曜から土曜まで働きづめだけど、仕事がなかったら、むしろ大変ですね。正月とかお盆の休みが嫌いなんですよ。何もしなくてボーッと休むというのは、一番苦痛ですね。仕事している方が全然疲れない。困った病気ですね。マグロはずっと泳いでいて、泳ぎをやめたら死ぬっていうけれど、一生泳ぎ続けるって感じだと思います。生きるためじゃなくて、必然で、そうなっているんです」

格好良く会話がまとまったところで、ふじ子さんが、こっそり教えてくれた。

「休日などは、よく熱心に、テレビで格闘技を見ているんですよ」

予防歯科のカリスマと格闘技。意外な組み合わせだ。

「格闘技、大好きです。夜、中継とかあると、その日は興奮して眠れなくて困ります。本気で命がけで戦っている。その姿が、私にとっては魅力的なんです」

あと、唯一の趣味としては、ゴルフがあるという。詳しい話を聞きたいが、そろそろ、診療が始まる時間だ。36年着続けた白衣を羽織る。いざ、診察室へ。

熊谷に歴史あり

生死をさまよう転機

熊谷は、診療と診療の合間になると、よく、急ぎ足で姿を消す。前から気になっていた。治療室を出る後姿を、尾行することにした（とはいっても、バレバレだが）。相変わらずの速足で、渡り廊下を抜け、別棟の２階の小部屋に入る。部屋の看板を見ると「医局」とある。いわば、歯科医師たちの控室だ。窓にそって一列に机が並び、１人１台、パソコンが置かれている。熊谷は、その画面を、食い入るように見つめている。

「メールチェックです。診察の間に、１日何度か必ず行います。その日のメールは、その日に返す、というのがポリシーです」

今日できることは今日する人。妻のふじ子さんも、そう、言っていた。

「もともとせっかちだったかもしれないけど、病気してから、変わったんです。間違いなく変わりました。人生そんなに長くない。そういう哲学が染みつきました」

返信のキーボードを高速で打ち込みながら、熊谷はさらっと流したが、私の意識はこの一言に、大きく引っかかった。「病気」。

「1回死にそうになると分かりますよ、いつお迎えが来るかわからないので。あのまま死んでいたら、悔いが残ったという思いが、自分の中に強くあります。生死の境をさまよいながら、願ったんです。もし生き返ったら、どんどん自分のやりたいことを進めて、理想的な診療所を作りたいと。そのためには、その日の仕事はその日に終わらせないと、いくら理想を掲げても、理想には到達しない。だから、なんでも早いんですよ」

熊谷の人生の転機になったという病気について、詳しく話を聞いてみた。

まだ若く、バリバリ働いていた50歳の時、突然、腸閉塞を発症する。手術に失敗して尿管を傷つけ、再生手術にも失敗。さらに水腎症にもかかり、腎臓をとらなければならなくなった。加えて肺癌もありそうだということで、腎臓と肺を片方ずつ、一緒に摘出した。わずか半年の間に、3回、大きな手術をした。

体への負担は予想外に大きく、MRSA（メチシリン耐性黄色ブドウ球菌）に感染してしまう。病院のベッドで寝ていたら、夜中に急に熱が出て、意識を失う。気が付くと、集中治療室にいる日々が続く。その後、多臓器不全に襲われ、健康な他の臓器も、次々に侵された。息をするのも苦しく、臨死体験のような幻覚も、何度か経験したという。これ以上病院にいたらまずいと思い、自分で点滴を外し、車椅子に乗り、自宅まで帰った。

「そしたら、入院してから初めて、お腹がすいたという感触があったんです。ノリよりも薄めた重湯を作ってもらって食べたんです。それが、うまかったんです。酒田の米は、特にうまいですし」

たしかに、病気の治療でも、点滴よりも、口から食べたほうが早く回復すると、よく聞く。

「その時、身に染みて実感したんです。口で食べるってことは、ものすごく大事だなって。歯はやっぱり、健康の取り入れ口なんだなって」

それから、わずかながらではあるが、体調は回復に向かう。２年後、ようやく、思い通りに体が動くようになった。

今は全国、いや、世界に名をとどろかせる熊谷にも、苦難の歴史があった。当然といえば当然であるが、普段接していると、そんなことは、おくびにも出さないので、驚いた。熊谷がここまで歩んできた道のりについて、もっと詳しく知りたい。その日、診察が終わった診療室で、熊谷は、腰を据えて語り始めた。

酒田市民の反発

熊谷は、1942年8月、東京に生まれた。父親は、歯科医だった。その影響で、歯科に興味を持ち始める。大学では、他の志望をみんな落ちて、歯学科と土木科だけに合格した。日本大学の歯学科に進む。大学卒業後、臨床医を、数年経験する。1971年、28歳の時、横浜の日吉で開業した（だから日吉歯科という）。知的レベルが高くて、経済的にも余裕がある患者を対象に、最先端の医療で、質の高い治療を提供していた。熊谷の診療所は評判を呼び、盛況を呈していた。

しかし、1980年、大きな人生の転機が訪れた。妻、ふじ子さんの父親は酒田市で外科医をしていたが、この年、癌で他界した。そこで、その外科の病棟を改装して、酒田に移転開業することになった。

「無医村に来るような気分で、酒田に移りました。自分には、こういう地域に来る資格が十分あると思っていました。ある意味、変に自分の腕に自信を持っていたんです」

しかし、その自信も、すぐにへし折られた。熊谷は、横浜の上流階級の人々の治療に慣れていた。初めて、酒田市民の口の中を見た時の驚きを、今でも忘れない。

「不潔の一言でした。歯磨きができていない。治療してある歯が多すぎる。治療の質も悪すぎる。今まで自分が学んできたこと、実績を積んできたことが、まったく通用しないと思いました。正直、どうしたらいいか、わかりませんでした」

熊谷は、しょっぱなから躓いた。そして、酒田の患者たちと接する中で、歯科医療のあり方が、どこかで狂っていると思い始めた。虫歯、歯周病、抜歯を防ぐためには、その根本的なところを、きちんと学び直す必要があると感じた。そして、歯科医療や診療所はどうあるべきか、考え直した。

酒田の患者たちは、不潔な口の中のまま、治療を繰り返している。それが、目の前のような結果を招いている。歯茎が腫れているので、治療しようと思えば、出血する。歯石がこびりついているので、型を取ろうと思えば、正確になりえない。これでは、駄目だ。建築でいえば、きちんと整地をして、水はけをよくして、その上に建物を建てるという段取りが、一番大事なのではないか。まずは、患者の口の中をきれいにすることから始めよう。

熊谷は、ホームケアを学び直した。予防の知識で足りない部分は、教育を受け直した。教育といっても、大学に入り直したりしたわけではない。熊谷らしい、具体的な勉強方法については、この後、場所を変えて詳細に語ってくれた。追って、紹介する。

こうして、熊谷の予防歯科が始まった。しかし、酒田の患者は、予防医療などというものは知らない。熊谷も、実践の経験はない。お互い未知数のところを想像して、理解を合わせないとコミュニケーションはできない。これ以上難しい環境はなかった。

「痛いところがあればすぐ治してくれる。今まで自分たちの要求通りにやってくれる歯医者しかなかったので、ここに来た患者は面食らったと思う。開業したばかりだから、暇だし親切だろうと思って来たら、全然違うから」

なんで今すぐ治療しないんだ。10人の患者が来ると、7〜8人は、怒りをあらわにしたという。たとえば、こんなやり取りが毎日のようにあったという。

「正しい歯磨きの方法を教えます」

「歯磨きをしに来たわけじゃない」

「新しい歯ブラシを買ってください」

「ここは歯ブラシの押し売り屋か」

「歯石をとったので気持ちいいでしょう」

「歯がスカスカになって空気が漏れるみたい。一体何をしてくれたんだ」

「次回の予約を入れてください」

「こっちは忙しいんだ。お前の都合で来られるか」

「きっと酒田の人から見れば、なんて生意気な医者なんだと見えたことでしょう。でも、こちらは患者さんのためを思ってやっているのに、そんな言い方されたら、プッツンしますよ。私も若かったし、勝気な性格なので、ねじ伏せてやろうと躍起になりましたね。その結果、悲惨な状況になっていましたね。まさに泥仕合。格闘技のような現場でした」

次回のアポイントカードを破り捨てて帰る患者も、日常茶飯事だった。熊谷にも、ストレスがたまる。「もう来るな」と、思わず怒鳴ってしまったこともあった。慣れないスタッフは、ここは本当に歯医者なのか、と震えあがっていたという。

酒田に来てから最初の20年は、経営的にも、かなり苦労したという。ボーナスがないのはもちろん、スタッフの給料も払えなかった。もともと外科医だった建物を流用したので、機械を入れるコストが少なく済んだことがラッキーだった。ゼロから始めていれば、とっくに潰れていた。横浜時代に買ったゴルフ会員権などを売り払って、その日暮らしをしのいでいた。

しかし、「口の中が清潔になってから治療する」というルールを、妥協しようと思ったことは一度もないという。これで失敗したら、歯医者をやめる覚悟だったという。

「こういう人たちの意識を変えて、地域の人の歯の健康を守ることがうまくいけば、歯科医という仕事に意味があると思いました。むしろこの地域をしっかりと足固めして、生涯この地で頑張ろう。そして、口の中が世界一健康な市民を育てよう。そう、決意したんです」

その根底には、「それだったらやってやろうか」という、生来の反骨精神があるんですけどね、と熊谷は笑う。

「酒田で失敗したから東京に帰ってきました、なんて、とても恥ずかしくてできないし」

屋根裏の秘密兵器

診察室での話を終え、熊谷が、診療所の歴史が詰まった場所へと案内してくれるという。小児歯科の2階の廊下をふと見上げると、天井の板がはめ込み式になっている。ひっかけ棒で、その取っ手を引く。天井が開く。するすると、折りたたみ式の階段が下りてきた。忍者屋敷か、と思わず突っ込みたくなる。いつものごとく、熊谷がさっさと登り始める。我々も、続く。そこは、文字通りの屋根裏部屋。低い天井。通路の両側に、所狭しとものが置かれている。その間を縫って、ようやく人1人が通れる獣道が伸びる。

「ここは、一口で言えば物置です。この診療所を形作ってきたお宝が、眠っていますよ」

さあ、探検の開始。歩き始めるとすぐ、足元に、立派な盾が1つ転がっている。ブック型、開いて立たせる形だ。「感謝状」と書かれている。いいんですか。こんなところに、転がしていて。

「こういうものに、まったく興味なくて」

その奥に積まれた箱を、熊谷が開ける。やはり、盾が出てくる。さらに、別の箱から別の盾、別の箱から別の盾、と続き、感謝状やら記念品やらで、足元は、いっぱいになってしまった。

「これ、ゴルフの優勝記念より立派。あ、日本歯科医学会からもらっていたのか」

「これ、日大の総長の名前の賞がついてる。なんでもらったのか、忘れたなあ」

「これ、立派な時計がついてる。すごいですね。今初めて開けてみた」

その数、100は超えると思われる。それでも、ごく一部だという。

普通の診療所なら、ロビーなどに、自慢気に置く代物だ。

「そうなんですか。自分でも想像を絶するくらいあるんで」

なぜもらったのか、覚えているものはないという。

「今見ても、特に何とも思わないですね。もし思ったら、もっと大事に飾っておきますよ。捨ててないだけいいでしょう」

中でも多いのが、講演の感謝品だ。今まで、１５００件ほどこなしてきたという。それだけ、世間の注目は高い。

「感謝状とか記念品とか、本当にどうでもいいんです。私の話をどれだけの人が聞いてくれて、どれだけ地域のために役立ったか。興味は、そこだけなんですよ」

獣道を、もう少し進む。

「ここから先には、私が酒田で、本格的に予防歯科を始めた時、勉強に使った品々が眠っています」

まずは、今は懐かしきＶＨＳテープが壁を埋め尽くす。１０００本はあるのではないか。海外の著名な歯科医などを日本に呼び、講演の様子などを撮影した記録だという。招待する資金は、仲間で割り勘だった。何度も何度も、映像を見返したという。その後、その歯科医を海外に訪ね、設備や技工を見学させてもらった。

「いきなり行っても相手にされないので、まずは、自分たちがお金を出して呼び、それから行く。そういう段取りを踏むと、本当に熱心に教えてくれるんです」

そして、テープの脇には、様々な医療関係の本が積まれている。以前は、診療所内に熊谷の書庫室があったが、メインテナンスルームが足りないために、潰してしまったという。英語の本が多い。すべてに、訳文の紙がついている。若いころ、仲間と手分けして翻訳し、回し読みしたという。

「懐かしいなあ。よくやってたなあ。日本で得た情報は、ほとんど役に立たなかったんです。海外の最先端の知識を、直接、取り入れるしかなかったんですね」

著者と直接やり取りした英語の手紙も、分厚いクリアファイルに、ぎっしりと詰まっている。海外の大学で使われている教科書も、すべて集めた。今も、これで勉強しているのだろうか。

「いいえ。今では、まったく見返しませんね。医学は日進月歩なので、どんな素晴らしい講演も、貴重な本も、あっという間に古くなってしまうんです」

この資料たちが、自らの予防医療の礎を築いてくれた。しかし熊谷は、決して振り向かない。常に、前しか見ていない。

続いて熊谷が、アルバムやら冊子やらを掘り出し、両脇に抱えてきた。

「結構面白いものが出てきましたよ」

目の前で、ほこりを払う。

「酒田にやってきた私は、患者の反発を買い、四面楚歌という状態だったんです。なぜそうなるのか。考えた末の答え、それは、予防歯科に関する、きちんとした情報が流れていないということです。要するに自分が勉強するだけでなく、患者にきちっと説明する。理解させる。お互いに信頼関係を持つ。それが、一番大事だと気づいたんです」

今、目の前にある資料たちは、そのための武器だったのだという。

たとえば、この、赤い冊子である。歯周病の仕組みを説明するために、衛生士に1人1冊ずつ持たせたものだ。海外の論文を引用しながら、親しみやすい、漫画チックな図絵で解説している。タバコを吸うと、歯茎にどういう影響があるのか。妊娠すると歯肉が炎症を起こす、それが何を意味するのか。切り口も、具体的で、生活に根差した工夫を重ねた。

たとえば、この、厚いアルバムである。様々な歯ブラシの写真と、解説文がのっている。このアルバムの制作のきっかけは、「歯磨きすると歯茎に傷ができる」という患者の言葉だった。原因がわからず、熊谷たちは勉強会を設置して、市販しているすべての歯ブラシをテストした。その結果、毛先の形に原因があることを突き止めた。

こういうことは、教科書を読んでも書いていない。自分たちでやるしかなかった。患者から質問されても、「誰かがこう言っているからこうです」という答え方は、一切しなかった。

様々なテーマの勉強会を年に何度も開き、成果が上がれば、発表会を経て、患者向けの資料を作る。熊谷も衛生士も、勉強すればするほど、患者への説明が上手になっていった。すべてが、生きた教科書だった。

熊谷には、特に、忘れられない資料がある。それは、開業7年目に、患者に手渡していた「院内新聞」だ。B4の紙の裏表に、ぎっしりと書き込まれた手書きの文字。タイトル欄には『歯と歯』と記されている。これが新聞の名前なのか。どういう意味なのか。

「これで、『ハート&ハート』と読みます。今見ると、ちょっと恥ずかしい駄洒落ですね。でもまさに、この新聞は、患者さんとの心の触れ合いを求めていたんです」

見出しには、こんな文字が並ぶ。

『唾液のはたらき　よく噛んで食べる大切さ』

『むし歯Q&A　むし歯は治らない？　ならないことが一番大切』

『予防から治療へ　メインテナンスルーム開設に寄せて』

予防歯科の普及にかける、若き日の熊谷の情熱が伝わってくるかのようだ。

「少しでも理解してもらおうと思って始めたけれど、ほんと、よくやりましたね。もう二度と、同じことはやりたくないと思う。本当に大変だったからね」

酒田の市民の1割が通うようになった今でも、「患者にきちっと説明する。理解させる。お互いに信頼関係を持つ」という熊谷のポリシーは変わっていない。たとえば毎月1回、水曜日の夜、日吉歯科には、初診の患者たちが集まる。初診患者を対象にしたセミナーを開いているからだ。

ここでは、熊谷や歯科衛生士が、予防歯科のイロハについて講演する。私たちが撮影した時には、熊谷のしゃべりに熱がこもり、予定時間を30分もオーバーした。割を食った歯科衛生士のひんしゅくを浴びていた。

「私の予防歯科の中で、患者さんへの説明が、90パーセントの割合を占めているんです。患者さんが自分の口の中について隅々まで理解して、現状を正しく把握することがすごく大切です。どんなにいい予防プログラムでも、それなしでは、患者はわかってくれない。どんなにいい治療を進めても、それなしでは効果をあげない。いいものであれば何でも導入して、患者さんと信頼関係を築く。それが、36年という歴史から導き出した答えです」

栄えある市民功労賞

2015年11月11日、熊谷の自宅に、酒田市役所が手配した、1台の黒塗りの車がつけられた。市役所の職員が、熊谷の出てくるのを待つ。

「今日は市民顕彰式です。熊谷先生が市民功労表彰をお受けになったので、そのお迎えです」

この年、熊谷は酒田市に貢献した人物に贈られる、市民功労表彰を受賞した。「広く公共の福祉、市勢の発展に尽くし、功労が顕著で市民の模範となる人」を表彰する、名誉ある賞だ。今までの医療関係の受賞者は、組織や団体の地位のある人物が多く、熊谷のような個人は珍しいという。

この日、その授賞式が行われる。正装した熊谷が、会場となるホールの扉を開ける。50人ほどの出迎えの関係者が、一斉に拍手で迎える。驚いて、思わずカメラを落としそうになってしまった。会場は、金屏風に、松の盆栽で彩られている。表彰式は、厳かな雰囲気の中で執り行われた。丸山至市長が、壇上で述べる。

「熊谷崇様は、長年にわたり、酒田市民の口腔内の健康状態を世界一にする。その診療理念のもと、豊富な経験と卓越した医療技術をもって、歯科医療に力をそそがれております。本市の保健衛生の向上に、多大な貢献をされました」

熊谷は、珍しく緊張した面持ちだ。市長から、賞状とメダル、そして、盾が授与される。満面の笑みで受け取る。

「やっぱり、身が引き締まりますね」

見ず知らずの酒田に移り、患者から罵倒を浴びせられた日々から、35年。ようやく、予防医療の価値が認められた。

「最初は、異端児と思われていた。それが今では、市を挙げて評価してくれている。その価値は大きいと思います。もっと、口腔の健康を守ろうという機運が高まりますから」

それにしても、35年という年月は、あまりに長い。38歳だった熊谷も、今や、73才だ。

「35年もかかってしまった点が残念ですけど、ここから先は、スピードアップしたいですね」

今回の功労表彰は、スタッフと患者に贈られたものだと、熊谷は言う。この夜、院内の祝賀会が開かれた。そこには、現在のスタッフとその家族、そして、熊谷とともに苦しい時代を乗り越えてきた歴代のスタッフたちも顔をそろえた。今のスタッフとはまた別の感慨が、その胸をよぎっているはずである。

ちなみに、この日もらった記念品は、屋根裏に直行せずに、ロビーに飾られていた。いわば、市民から贈られたこの賞には、熊谷の中でも、こみ上げてくる想いがあったのだろう。

第3部

子供の歯を守れ

教育する小児歯科

健康な歯を量産する

「お互い、もっと、早く出会いたかったですね」

熊谷が初診の患者を診る時、決まり文句のように交わされるセリフだ。たいていの患者は、他の診療所から、日吉歯科に移ってくる。その時期が遅いほど、手を付けられない歯が増えている。もし、早い時期から日吉歯科に通い、定期的にメインテナンスを受けていれば、健康な歯の割合は増える。早い時期とはいつか。極論すれば、歯が生え始める0歳だ。

「生涯自分の歯で食べるための基礎は、20歳までの口の健康だと思う。予防歯科の原点は、実は、そのための、子供たちへの教育なんです」

それを実践すべく、熊谷は2004年、敷地内に新たな拠点を建てた。小児歯科（アンダートゥエンティ・成長期の歯科医療）だ。それも、今まで誰も見たことがない、小児歯科だ。

まず目を引くのは、広大な駐車場だ。50台以上はとめられるのではないか。酒田の公共の交通網は、決して良いとは言えない。雪が積もる冬になれば、自転車も厳しい。きっと、子供連れで来る親の利便性を考えてのことだろう。都心では、考えられない贅沢だ。

小児歯科の建物は、渡り廊下で、他の棟ともつながっている。しかし、独立した玄関を持ち、患者の親子は通常、こちらから入る。加えて、受付も、待合室も、専用だ。熊谷は言う。

「以前は、成人も小児も混合でやっていました。でも、うまくいかなくなったんです。夕方になると子供が多くなって大人が回らないとか、子供が待合室で騒いで大人が迷惑するとか。あと、会計の処理などで、なるべく子供を待たせたくない。いろいろな要素を鑑みて、完全独立させました」

受付の左右から、奥に向かって廊下が伸びる。壁には、美しい白木が多用され、温かみを醸し出す。わざわざ、スウェーデンから取り寄せた木材だという。施工も、スウェーデンの業者に任せた。全体から受ける印象は、シンプルに洗練された、おしゃれなカフェのようだ。

「スウェーデンは、予防歯科の先進国です。多くのことをスウェーデンから学んできたので、思い入れがあるんです」

2本の廊下の脇には、5つの治療室が並ぶ。もちろん、熊谷流にすべて個室。部屋の広さも、使っている治療用のチェアも、大人と同じものだ。つまり、子供に特化していると言いながら、原色のカラフルな色遣いや、遊具を並べた遊び場など、子供向けの配慮は、一切存在しないのだ。

「遊び場を作ったりする診療所は多いけど、ここには一切ないです。ここは遊ぶ場所ではなく、教育をする場所なんです。個室の中で、口腔内の健康について、家族も一緒に、じっくりと学ぶ。だから、親が入るスペースも必要だし、子供の気が散るようなものはない方がいい。子供が集中しやすい空間を追求した結果、こうなったんです」


小児歯科では、10人の歯科医師や歯科衛生士が働いている。全員、専門のスタッフだ。忙しく行き交う中に、意外な人を見つけた。熊谷の妻のふじ子さんだ。実は、ふじ子さんも歯科医師であり、現在は、この小児歯科の責任者でもあるという。熊谷が言っていた「教育の場」という理念について、詳しく聞いてみることにした。

「一般的には、子供を、上手に治療することが小児歯科の使命です。治療の最中に、子供が泣き叫ばなければいいお医者さんです。でも、日吉歯科の小児歯科は、虫歯にしないということが一番の目的なんです。子供たちを預かって、虫歯がない大人を量産したいんです。20歳まで虫歯も歯周病もなく、きれいな歯の子供をたくさん育てたいんです」

そのためには、どうすればいいのだろうか。

「治療の技術を競っていてもだめです。子供とその家族に教育して、日々の生活を変えてもらい、指導を実践してもらい、長続きしてもらう。それが大切です。そのための教育なのです。そうすれば、20歳以降も健康な歯を保ち、生涯、自分の歯で食べられる確率は一気に増します。今まで、誰もしていないことへのチャレンジです」

自称せっかちな熊谷と、自称おっとりな、ふじ子さん。性格は正反対でも、語る内容には、熊谷に勝るとも劣らない、熱い思いがあふれている。その情熱は、どんな成果を生んでいるのだろうか。メインテナンスに訪れた中学生の女の子に、待合室で、話を聞いてみた。

「２歳から来ています。記憶にないけど。小さい時から来ているから、当たり前になっています。削られたことないから、きっと楽しめるんですね。ここ、大好きです」

口をニッとして、歯を見せてもらう。白く輝く歯が、整然と並んでいる。芸能人の歯のようだ。ちょっと自分が、恥ずかしくなる。

「虫歯には、なったことがないです。うちの兄弟は、全員ないです。虫歯が痛い、という友達の話を聞くと、あ、虫歯って実在するんだなって思います。未知の存在だから」

この女の子には、１つの夢があるという。

「おばあちゃんになっても、縁側で日向ぼっこしながら、お煎餅を食べたいですね」

日吉歯科には、毎年、１００人のゼロ歳児が訪れるという。０歳から通ってきた子が20歳になった時、その86％に、虫歯が1本もないという。詰め物をしている子は、わずか、0・1％だけ。小児歯科の成果は、着実に、上がっている。

0歳児からのメインテナンス

小児歯科の玄関に、新しい患者が入ってくる。母親と幼児、そして、母親の胸に抱かれた乳幼児の3人だ。母親が靴を脱ごうとすると、乳幼児の重みで、体がぐらつく。すかさず、幼児が言う。

「ぼくが、すりっぱ、だしてあげる」

母親の靴を、すばやく棚にしまう。そして、初めての取材の時、使い方のわからない私があたふたした、あの殺菌箱から、難なくスリッパを取り出した。相当、この診療所に慣れていると見た。早速、声をかけてみる。母親は、遠藤志保さんというらしい。子供は、3歳と1歳の兄弟。この日は、虫歯の治療ではない。

「子供のメインテナンスに来ました。お兄ちゃんも弟も、0歳から通ってるんです」

まずは、弟の翔太君のメインテナンスからだ。母親に抱っこされたまま、チェアに座る。

歯科衛生士の細川美幸さんが、優しく声をかける。

「ライト付けますよ。ぴかーん。口を開けますよ。カバさんのお口して」

大人の患者なら、普通に流すような1つ1つのアクションにも、様々な配慮が必要だ。小児歯科の責任者であるふじ子さんが言っていた言葉を、思い出した。

「大人と子供では、準備や配慮が全然違うんです。大人を診て、子供を診て、大人を診て、を繰り返していると、現場はメチャクチャです。気持ちのテンションの上げ方が違う。それをいちいち切り替えるのは難しいし、労力も大きいんです」

翔太君は、1歳になったばかりだ。その歯は、まだ、全部生えそろってはいない。数えたら、7本だけである。この日は、生まれて2回目のメインテナンスだという。フッ素をつけた歯ブラシで磨き、フロスを通す。「ピコピコするよ」「上手！　上手！」。歯科衛生士の細川さんは、言葉を途切れさせない。翔太君も、その努力にこたえるかのように、決して泣き叫んだりはしない。達観したともいえる表情で、淡々と、受け入れている。

「上の真ん中の歯。ここから虫歯になりやすいので、気を付けてください」

細川さんは、赤ちゃん言葉で語り続けながらでも、要所要所では、ケアのコツを、母親の志保さんに伝える。最後にもう一度、フッ素を塗って終了。翔太君は思わず微笑み、右手を高く天に突き出した。志保さんも驚く。

「全然嫌がらない。歯医者に来るとご機嫌なんです。特に、今日は絶好調だね。両脇の奥歯も生えてきそうなので、楽しみです」

しかし、今生えている乳歯は、いずれ、すべて抜ける。それでも、メインテナンスする意味はあるのだろうか。細川さんに聞いた。

「早い時期からの習慣づけが大切なんです。乳歯のうちにコンロールできていると、永久歯に生え変わっても、うまくいくんです」

続いて、兄の康太君。3歳ともなると、1人で、大人用のチェアをよじ登る。保持クッションを借りて、その上に乗る。細川さんが、背もたれを後ろに倒す。楽しそう。

「康太君、このチェアが好きなのよね。格好いいもんね」

思い出した。私も幼いころ、歯医者が大好きだった。理由は、チェアが格好良かったからだ。頭上にはライト、脇からは可動式のテーブルがつき、様々な器具のホースが接続する。ロボットの操縦席のように、憧れていた。そして何よりのお気に入りは、コップを置けば、自動的に水がたまることだった。康太君の様子を見て、男の子はみんな一緒だなと、ちょっと、うれしくなった。

さて、メインテナンスはまず、歯面の研磨から始まる。

「康太君、お兄さんだから、クルクル歯ぶらし、できるかな」

「できるよ」

「えらいね。じゃあ、びっくりしないでね」

キーンという機械の音が響く。成人の場合は、すべての歯を一気に終わらせてしまう。しかし細川さんは、数本ごとに中断し、康太君の様子を見ながら進める。泣き叫ぶわけではない。でも、その表情が、いつもと違う。

「康太君、なんか今日苦しそうだね、どうしたの」

「鼻が詰まってるんです。鼻で息ができないので、口を開けると、苦しいんだと思います」

志保さんが答える。成人と同じく、担当の歯科衛生士は、いつも一緒。それゆえに、子供たちの、わずかな変化も見逃さないのだ。

「うがいをしてください」

次は、うがいだ。たかが、うがいだ。しかしこれが、3歳の康太君には難しい。どうしても、喉を洗う「がらがら」になってしまい、口をゆすぐ「ぶくぶく」ができないのだ。

「ご飯食べる時みたいに、『もぐもぐ』できるかな」

照れくさそうに「もぐもぐ」する。

「そうそう、次からは、そんな感じでやってみてね」

康太君は、大きくうなずく。うがいを終えたコップを、じっと見つめている。自動的に、水がたまる。志保さんによると、そのシステムが、一番好きらしい。やはり、我々は同士だ。続いて、フロス、そして、フッ素へと、メインテナンスは続く。フッ素を奥歯に塗ろうとすると、舌が邪魔して、歯ブラシがうまく動かない。家で歯磨きする時も、最近、同じ症状が起きているという。その結果、奥歯の裏側に歯垢がたまり、前回、注意されていた。志保さんが言う。

「奥歯の裏側が、本当に、磨きづらいんです」

「そんな時は、舌の力を抜いてみてもらってください」

細川さんが康太君に指示すると、歯ブラシが、スムーズに動くようになった。

「いろんなことを、その都度教えてもらって助かります。自分じゃわからないから」

最後に、歯科医師の松浦さんが来て、チェックを済ませる。その結果を、B5の半分くらいの大きさのファイルに書き込み始めた。カルテとは、ちょっと違うようだが、何だろう。

「これは、健康ノートです」

小児歯科の子供たちは、1人1冊、必ず持っているという。唾液検査の結果、定期的に撮影した写真、そして、メインテナンスの後のアドバイス、などが書き込まれている。いわば、歯の絵日記といったところか。歯科医師の松浦さんは言う。

「同伴者以外の家族も、家でこれを読んで、みんなで情報を共有して、子供のケアに当たってほしいんです。まあ、普通の日記やアルバムと同じように、時々見返して、あのころこんなだったんだ、と見返すだけでも、結構楽しいんですけどね」

最後に、もう一度うがい。今度は、見事に「ぶくぶく」とできている。しかし、康太君は、なかなかチェアから降りない。志保さんが呆れる。

「康ちゃん、もっとやりたいの？」

ようやく椅子から降りた時の康太君を見て、撮影していたカメラマンが言った。

「とってもいい顔していたよ」

弟の翔太君は、志保さんの腕の中で、気持ちよさそうに寝入っていた。

家族で取り組む

7人で通う一家

遠藤志保さんの家は、日吉歯科から、車で20分ほどの住宅街にあるという。車で帰宅する志保さんと子供たちに、同乗させてもらった。康太君はご機嫌で、窓の外を眺めながら、ずっと鼻歌を口ずさんで知る。車が、家の敷地に入る。立派な瓦屋根に覆われた、伝統的な日本家屋だ。玄関先で、1人の女性が立っていた。

「おかえり〜」

康太君が、車から飛び降りて、女性の方へダッシュする。

「は、きれいになったよ」

「あー、本当だ。きれいだ。グー」

元気に親指を立てる女性は、遠藤和子さん。志保さんの義理の母、つまり、子供たちの祖母だ。

挨拶を交わして、お宅にあげていただく。幅2メートルはあるかと思われるだだっ広い縁側を歩く。障子を開けて、和室に入る。この日は、家族全員がそろっていた。まず、志保さんの夫である大介さん。その弟の洋介さん。そして、２人の父親である隆さん。隆さんと大介さんは、学校の教師をしているという。こたつの後ろの壁には、子供たちの写真が、隙間もないほど飾られている。遠藤家の、愛情の深さがうかがわれる。いただいた茶菓子を頬張りながら、聞いてみる。この家では、誰と誰が、日吉歯科に通っていますか。

「全員です」

たぶんそうではないかと思っていたが、その通りだった。

祖母の和子さんは、若いころ、虫歯に悩んでいた。だから、自分に子供ができたら、同じ思いは絶対にさせたくないと思っていた。長男の大介さんが生まれた時、知人たちに、良い歯科医を知らないかと聞いてみた。皆が口をそろえて出した名前が、日吉歯科だった。和子さんは、まだ幼稚園に上がる前の大介さんを連れて行って、驚いた。

「メインテナンスに、すごい力を入れていたんです。予防の仕方とか、歯の磨き方とか、大介を通わせるうちに、いろいろ知識がつきました」

和子さんと夫の隆さんは日吉歯科の理念にひかれ、自分たちの歯のメインテナンスも、依頼するようになった。隆さんの意識も、大きく変わった。

「食べることは、生きる基本ですよね。以前はザザザといい加減に磨いていましたが、今は、1本1本の歯への意識が高まりました。日吉歯科で、毎回、歯を守ろうという意識を刷り込まれてきたからです」

一方、大介さんは高校を卒業するまで、日吉歯科に通い続けた。酒田にいるうちは、1本の虫歯もなかった。しかし、大学進学で上京し、日吉歯科から足が遠のく。自宅でのケアも疎かになる。あっという間に、銀歯が増えてしまった。就職して酒田に戻ってからは、再び日吉歯科へ。教師を務める大介さんは、日吉歯科の魅力を、こう語る。

「予防に力を入れて、歯の健康を保つための、いろいろな対処の仕方を教えてくれる。まさに、学校のような存在が日吉歯科かなっていう感じがします」

妻の志保さんは、大介さんと結婚して、通い始めた。

「今までは、フロスなんてしたこともなかったんです。歯科衛生士さんたちが、すごく親身になって指導してくれるので、私も意識が高まりました」

あれ、いつの間にか、大介さんが姿を消した。と思ったら、手に何かを持って戻ってきた。

「日吉歯科からすすめられて、毎日これ、使っているんです」

マウスピースだ。メインテナンスの時に、歯科衛生士から、こう指摘された。「寝ている時、歯ぎしりするでしょ」。自分では気付かなかったので、志保さんに確認したら、「実は音がうるさくて寝られない」と打ち明けられた。「歯ぎしりは歯に悪いから」と、マウスピースをすすめられ、購入したという。オーダーメイドで8万円だ。決して安い買い物ではないが、志保さんも、大賛成だったという。

「志保にも、歯ぎしりで、何回か怒られたという。

「怒ってはいないわよ。ただ、歯が削れてなくなっちゃうんじゃないかと、心配だったのよ」

今は毎晩、平穏に、熟睡しているという。

歯にやさしい食事

このあと、幼い兄弟を含む男性陣は、縁側で、室内用の三輪車を走らせて遊ぶ。女性陣は、キッチンで、昼食をこしらえる。志保さんは、1歳の翔太君の離乳食を作る。ホウレンソウを洗い、湯がき、すりつぶす。豆腐を混ぜて、しょう油を垂らす。そして、湯どおししたシラスを振りかけて、かき混ぜる。

「シラスはカルシウムが多くて、歯にもいいと聞いているので、まぜご飯とか、下の子の離乳食によく使うんです」

祖母の和子さんが、冷蔵庫を開ける。そこには（ちょっとオーバーに言うと）あらゆる種類のヨーグルトが並んでいる。やはり、カルシウムが、歯に良いためだという。フルーツとミックスして食べるのが、遠藤家の定番だ。この日は、キウイと柿だ。

「この見た目、なんか変。白和えみたいになってしまった」

和子さんが、自作のデザートを嘆く。志保さんのアドバイスでヨーグルトを足したら、おいしそうなデザートに変貌した。

ここで、翔太君の分だけは、別の皿に取り分ける。生まれたての赤ちゃんの口の中は、外部から菌が感染されるまでは、無菌状態なのである。箸やスプーンを通して、大人の口の中の虫歯菌が、翔太君に移るのを防ぐためだ。乳児の時に虫歯の菌が増えた子供は、虫歯になりやすい体質になってしまうともいう。父親の大介さんに抱っこされて、扉の隙間から、翔太君が覗き見する。「ぼくのまんま、しっかりつくってよ」と、ハッパをかけているかのようだ。

から揚げ、チャーハンのメインディッシュに加えて、シラスや、ヨーグルトを使った料理が並ぶ。家族全員、食卓にそろった。お兄ちゃんの康太君に、全員、声をそろえる。

「いただきます」

翔太君の離乳食、ホウレンソウとシラスの和え物を、大介さんが、スプーンで、丁寧に口に運んであげる。一口、また、一口。あっという間に、なくなってしまった。

「はー、おいちかったね」

大介さんが、翔太君の口をふく。しかし当の本人は、おかわりを求め、暴れ始める。スプーンを天に掲げて、猛アピールだ。志保さんが、慌てて腰を沈めさせる。

「もっと食べたいの？　ゴメン、もうないんです。すみませ～ん」

あっちこっちから、様々な声が響き合う、にぎやかな食卓。

康太君はさっきから、牛乳をよく飲んでいる。口のまわりにコップの跡が、白い円を描いている。お代わりを注ぎながら、志保さんは、呆れている。

「わざとやるんですよ、ヒゲみたいって。牛乳は、毎食バンバン飲んでいます。その消費量たるや。でも、ヨーグルトと同じく、歯にはいいと思うので、とくにセーブはさせません」

飲むだけ飲んで、康太君は、うつらうつらとし始めた。

「タヌキ寝入りです。好きな牛乳をいっぱい飲めてうれしいと、調子に乗って、ふざけるんです」

シラス、ヨーグルト、牛乳。子供の歯への、愛情があふれる。小さいうちから続けることが大切であり、続ければ、好きになる。2人の兄弟の母親は、自信をもって、そう言った。

歯磨き大好き

食事を終えると、大介さんが、子供たちに声をかける。

「さあ、歯磨きだ！」

家族全員で、洗面所に大移動する。カルガモの親子のように、我々も続く。そこで、驚いた。この家には、廊下の左右に、2台の洗面台がある。祖父母チームと、長男の家族チームに分かれて、一斉に歯磨きを始めた。3歳の康太君は、小さな椅子を踏み台にして、歯ブラシと歯磨き粉を抜き取る。自らセットして、椅子に座って磨き始める。

「大きい口開けて。ばい菌さん、いなくなるように」

大介さんが、自分の歯を磨きながら、絶えず声をかける。志保さんは、1歳の翔太君を左手で抱っこしながら、右手で自分の歯を磨く。母親というものは、つくづく体力勝負だと思う。洗面所にひしめき合うように、家族7人が一斉に歯磨きする様は、なかなかの奇景である。

「じゃあ、仕上げします」

大介さんと志保さんが、床に腰を下ろす。それぞれの膝の上に、2人の子供が仰向けに寝て、口を開ける。康太君の磨き残しを、大介さんがきれいに掃除する。翔太君の歯ブラシには、志保さんが子供用のフッ素をつけて、優しく磨く。

「ここにも、ばい菌、いた。もっと探すぞ。ここにもいた。さようなら」

続いて、康太君が、洗面所に走る。日吉歯科で習ったうがいをするのかな、と、思いきや、両手に何かを抱え、家族に分けている。

「はい、どうぞ」

「ありがとう」

よく見ると、フロスだ。３歳児が、率先してフロスをわける。しかも自分で、歯と歯の間に糸を通す。ちょっとぎこちなく、うまく入らなかったりもするが、熱意は伝わってくる。向かい合っている大介さんも、自分の糸を動かしながら言う。

「ごしごし、上手だね」

ご機嫌の康太君。課題だったうがいも、日吉歯科で習った通りに、上手に「ぶくぶく」「もぐもぐ」している。志保さんは、まだ７本しかない翔太君の歯に、一生懸命フロスを通す。

「小児歯科は治療ではなく、教育の場であるべきです」

熊谷とふじ子さんは、そう言った。

「この小児歯科は学校みたい」

0歳から2人の子供を通わせる大介さんは、そう言った。小児歯科の子供にまかれた種は、家族全体に広がっていく。そして、何世代にもわたって、受け継がれていく。そんな、健康な歯のリレーが実現するのではないか。ちょっと、壮大なことを考えてみたくなる、遠藤家の光景であった。熊谷は、患者に、こうも言っていた。

「お互い、もっと、早く出会いたかったですね」

熊谷が初診の患者を診る時、決まり文句のように交わされるセリフだ。しかしその後、必ず、こう続けていた。

「でも、遅すぎたから何もしないんではなくて、あなたの役割は、子供や孫に同じ道を歩ませないことです」

日吉歯科に出会うのが遅かったからと言って、絶望することはない。

型破りな学校医

常識破りの改革

熊谷の小児歯科ビジョンを確立する上で、欠かせない歴史がある。30年間に及ぶ学校医の経験だ。歯科の学校医といえば、まず思い出すのが、歯科検診だ。年に数回、授業が中断される。保健室に1列に並ばされ、歯医者さんが、ベルトコンベアのように口の中を見ていく。私はよく、治療勧告の用紙を渡され、わざわざバスに乗って、歯医者に通った。治療が終わると、完治の証明書を学校に提出して、一件落着となる。子供心に、検診で授業が中断してうれしかったこと、歯医者の帰りにいつもたこ焼きを買っておいしかったことなど、楽しい思い出しか残っていない。しかし、振り返ってみると、今、治療済みの歯の大半は、このころのものだ。

子供の歯は、たいへん柔らかく虫歯になりやすい。日吉歯科にも、学校検診のシーズンが来ると、治療勧告の用紙を持った子供たちがあふれる。しかし、熊谷から見ると、虫歯ではないと思う歯が、虫歯と判断されていることが多い。ある子に「治す必要はないよ」と言ったら、その子は、別の診療所で治療を受けた。一気に、8本の歯を処置されてきたという。熊谷は、ここに大きな問題があると感じていた。

「養護の先生にとって一番大事なのは、処置率をあげることなんです。だから、『これは虫歯ではないから、治療の必要はありません』と治療勧告に書くと、『ちゃんと治療してもらって来なさい』ということになるんです」

学校検診の目標は、「早期発見、早期治療」だ。処置率をあげることで、虫歯を少なくしましょう。かかりはじめの虫歯はどんどん進むので、早く片づけましょう。しかし、小学校の時に削ったり詰めたりした歯は、その後、3、4回治療して、50代半ばで抜歯になることが多いと熊谷はいう。子供の時に虫歯と判断されて、施した治療は、長い目で見ると、虫歯を進行させてしまう一因になるのだという。

虫歯を数えて、治療勧告を出す。このルールに、熊谷は、真っ向から反対した。かかりはじめの虫歯は、食生活の改善やフッ素、正しい歯磨きなどで、進行を止めたり、改善することができる。疑わしい虫歯は、予防すればいい。そのために必要なのは、教育だ。

なぜ虫歯になるのか、どうすれば、虫歯にならないのか。

「学校は教育の場なのに、なぜ、子供たちは訳も分からず治療させられなければならないのか。大事なのは、学ぶことなんです」

熊谷が初めて酒田市の学校医を務めたのは、１９８６年。児童数５００人の浜田小学校だった。この時、自らの中で、明確な目標を立てた。

「酒田市の学校医は６年交代なので、新入生を、卒業まで見届けられます。１年生はまだほとんどが乳歯。その子たちが６年生になった時に、１本の虫歯も作らせない、そう決意しました」

まずは養護の先生、続いて校長、そして教師という順番に、予防歯科の必要性を説明し、理解を得ていった。そして、熊谷流のプログラムを実践する。それは、３本の柱から成り立っている。

その１は、歯科検診だ。日吉歯科の休診日を選んで、スタッフ総動員で学校に出向いた。歯科衛生士が２人１組になり、１人が調べて、１人が検診票に書き込む。歯科医師は、その検診票をもとに、虫歯と歯周病の有無をチェック。歯科衛生士と歯科医師による、ダブル検診だ。さらに、直近３日間の食事調査や、過去の記録などを検討する。口の中の変化を見て、将来の予想をたてる。問題がある子には、１人ずつ、細かく注意する。状態の良い子には、優しく褒める言葉をかける。

その2は、口腔内写真だ。6年間の口の中の変化を見るために、定期的に写真を撮る。子供たちは『私の歯の健康手帳』という小冊子を作り、それに貼っていく。その小冊子の中には、写真に加え、家族の感想、歯科医師への質問、その返答などが書き込まれる。これを見ると、どの歯をどうしたらいいか、見えてくる仕組みだ。家族も関わるので、家をあげて関心が高まる。この小冊子は、保健室に保管しておき、いつでも自分のものを見ることができるようにしておく。

その3は、予防授業。年に数回、クラス別にほぼ30分間、歯科衛生士が指導する。歯の生え方に応じたブラッシング、おやつの選び方、虫歯や歯周病のなりたちや予防の仕方、健康と食生活など、6年間を通して、一貫したカリキュラムが組まれている。その時熊谷は、別室にゴザを敷き、親や祖父母を集めて、歯の講話を行う。子供の歯の健康には、家族の協力が欠かせない。家族1人1人の役割をきっちりと説明し、理解してもらう。

熊谷のもとには、PTAの会合や教師の研修会で、講演してほしいという依頼が入り始めた。また、学級新聞などに、文章を頼まれることも多くなった。歯科衛生士ではなく、学校の教師たちが、歯のことを積極的に授業で取り上げるようにもなった。熊谷は快く相談にのり、必要な資料や教材は貸し出した。

口の中の健康状態を示す数字の１つに、「ＤＭＦＴ指数」というものがある。口の中に、虫歯を経験した歯が何本あるかの平均値だ。浜田小学校では、熊谷が学校医になった1年目は４・９。最後の６年目には、２・２まで下がっていた。６年生の４割が、虫歯のない、健康な歯を持つようになっていた。熊谷はその成果から、１つのことを学んだ。

「子供の歯の健康を守るために、診察室で待っているだけでは、限られた成果しか上げられません。フィールドに出て、地域の人たちの教育に携わることが大切なんです」

熊谷は、30年間、酒田市の様々な学校で学校医を続けた。酒田市の２０１５年の調査によると、酒田市の12歳の虫歯本数は、平均０・６７本。全国平均の０・９本を大きく下回る。学校、地域、学校医が一体となる取り組みが、花を咲かせている

熊谷イズムの継承

酒田の市街地から車で10分ほど走る。南の台地に登ると、平坦な田園がどこまでも続く。その林の一角に、十坂小学校があるという。手元の資料によると、生徒数は、２５０人。１８７７年（明治10年）開校とあるので、すでに、１５０年近い歴史を誇るということか。

朝７時30分、学校に到着する。現在の校舎は、木を頻繁に使ったロッジ風の平屋作りで、

まわりの環境とうまく溶け込んでいる。駐車場の車内で、コンビニのパンを急いでかじる。食後、歯を磨きたいな、と、このころには自然に思うようになっていたが、仕事のために我慢する。車を降りると、山里特有のひんやりとした空気に、身が引き締まる。

十坂小学校は、現在、酒田市内で、歯の教育に熱心に取り組む学校の1つだという。その柱となって活動してきた門崎由紀教諭は言う。

「熊谷先生の理念は、酒田中に浸透していると思いますよ。私も、とても影響を受けています。虫歯になったから『はい治療』ではなくて、もっと生活全般に目を向けようという観点から、指導しています」

私たちは、正門でカメラを構える。7時45分を過ぎると、赤く染まった落ち葉の道を、子供たちが、集団で歩いてくる。

「おはようございま〜す」

私たちにも、元気に声を投げてくる。純朴だ。続いて、2台の車が、門から入る。この学校の学校医、折居昭雄さんだ。まだ若い。5人の歯科衛生士を引き連れている。この日は、秋の歯科検診なのだ。

子供たちが、保健室から、廊下の外まであふれて並ぶ。先頭の子は、椅子に座って、口を大きく開ける。折居さんはその中に、丸くて小さなミラーを差し込み、歯の裏側まで、じっくり観察する。

「あーん、未処置が３、処置が１、歯垢が１」

折居さんの声を、歯科衛生士が記録する。

「ありがとうございました」

終わった子は、声をかけて去っていく。私が子供のころの検診と、何か違う。そうそう、昔は必ず、Ｌ字型の細い針で歯をつついていた。折居さんに、聞いてみる。

「探針ですよね。今、使いませんよ。僕は歯科医になってから、検診では、一度も使ったことありません」

実はこれにも、熊谷が絡んでいた。かつて、日本学校歯科医会のマニュアルには、探針による検診が明記されていた。探針で歯をつつき、粘性を感じれば「初期」、すぽっと入れば「虫歯」と判断された。しかし熊谷は、初期の虫歯に針を刺せば穴が開き、細菌が入りこんで症状は悪化すると考えた。講演、論文、マスコミなど、あらゆる機会に、その危険性を訴え続けた。その結果、２０００年に基準は見直され、探針に頼らない「視診法」が検診の基準となった。それが、現場でも、徹底しているわけだ。

さらに、検診の合間に、折居さんは、こっそり教えてくれた。

「今日の検診のメインは、ここではないんです。ランチルームに子供たちが集まっているから、行ってみてください」

ランチルームで、何が行われているのか。廊下を急ぎ足で進む。途中、何か所か、水道を通る。その上の壁は、必ず、生徒の手書きによるポスターで埋め尽くされていた。

「歯磨きでバイキンをやっつけよう」

「毛先がはみ出した歯ブラシは取り替えよう」

「歯にいい食べ物。カルシウムが多い、繊維が多い、噛み応えがある」

すべて、歯の健康を啓蒙するものだ。この学校、なかなか徹底している。

ランチルームに入る。4人の女性が、ホワイトボードに手書きの紙を張り付けている。折居さんの診療所の歯科衛生士たちだ。

「毎回検診の時に、子供たちに、歯の健康について指導しているんです」

この日は、2年生だ。全員、歯ブラシと鏡を持参している。元気よく、声をそろえる。

「よろしくお願いします」

まずは、歯の健康に関するクイズから始まる。たとえば、「よく噛むと唾液が出ます。唾液が出ると、何がいいのかな」。ホワイトボードの紙に、ヒントとして、こんな文章が書かれている。「『●』を吸収しやすくなる。『▲』をなくす。『■』を防ぐ」。

「●▲■には、何が入るでしょうか。分かった人！」

　一斉に手を揚げる。

「えいよう！」「ばいきん！」「むしば！」

「正解です。みんなすごいね。唾液はお口の中を、きれいにするんだよ」

　続いて「染め出し」という歯垢のチェックを行うという。赤い染色液のついた綿棒で、子供の歯を塗っていく。赤いお歯黒みたいだ。友達の歯を見ては、大声で笑いあう。その口を、うがいする。しかし、どうしても、赤色が落ちない部分がある。この染色液は、歯垢に付着すると、色が落ちない。つまり、赤い部分は、歯に歯垢がこびりついているということだ。口を「ニー」と大きく開け、自分の歯垢を、持参した鏡でチェックする。

「裏側までしっかり見てください」

「うらがわは、どうやってみるの」

「鏡あげて。ダメダメ、顔は上げないで。鏡だけ、そうそう」

「やばいー、いっぱい、あかい」「やだー、こわい」「ちを、はいたみたい」

　小学2年生らしい感想が飛び交う。ランチルームが盛り上がる。

「もうちょっと静かにできませんか」

　担任の先生は、たまらず注意する。

最後に、歯ブラシで、赤い歯垢を落とす。まずは、歯科衛生士が模型を使って、正しい磨き方を指導する。よだれかけをした子供たちが、それをまねる。

「上手に磨けていますね」

歯科衛生士がチェックして回る。赤色がきれいに落ちた子には、かわいいウサギのスタンプ。うれしそうな子供たちが、感想を発表する。

「だえきが、むしばよぼうになるとしって、びっくりした」

「まえばのうらが、よごれていたので、よくみがきたいです」

十坂小学校では、1年生から6年生まで、歯科衛生士が毎年、何らかの歯の指導をしている。彼女たちは、他の学校の子供たちとの違いを実感している。

「歯が、すごくきれいなんです。加えて、歯に対するモチベーションが、すごく高いんです。説明しなくてもできることが多くて、毎回、びっくりします」

ミラー持参の歯磨きタイム

検診の後、十坂小学校の歯科教育の柱となってきた門崎由紀教諭と、ゆっくり話す機会があった。門崎さんは、養護教諭と相談しながら、自分のクラスでも、歯の授業を行ってきたという。たとえば4年生の時は、「フランスパンと食パンを食べ比べる」。5年生の時は、「唾液だけでミルク煎餅に穴をあける」。子供たちに理解しやすいよう、身近な食べ物の話題などを取り込んで、生活の一部として、歯の健康について伝えてきた。

「歯も、生活の一部なんです。健康な歯を保つためには、子供たち自身が、まず、自分の生活を見直すことが大事です。そのきっかけを、授業が作ってあげるんです。大人は生活習慣がもう決まっているので、修正は難しいんです。今が、大事なんです」

門崎さんは、現在、6年生の担任だ。その授業を、見せてもらうことにした。

授業は5時間目、給食後の予定だ。しかし、こんなお誘いの言葉を受けた。

「給食の時間までにはいらしてください。歯磨きにも、力を入れてますので」

4時間目の授業が終了する。生徒たちが一斉に水道に向かい、自分のコップを、水で満たす。まだ、給食前なのだが。

「給食を食べ終えたら、すぐに歯を磨けるように、机の上に置いておくんです」

ハキハキした口調で女子が答える。たしかに、食後は、なるべく早く歯磨きした方がいいとは聞く。でも机でうがいはできないよね、と思いつつ、笑顔で見送る。

「いただきます」の合図とともに、給食が始まる。この日の献立は、ご飯と納豆、おでん、大学芋だ。おかずの量に対して、お皿がひどく大きい気がするが、味は良さそうだ。笑顔でほおばる子供たちを見ていると、遠い少年時代を思い出す。楽しい時間というものは、あっという間に過ぎるものだ。

「手を合わせましょう。ごちそうさまでした」

全員で復唱した後、当番の女子が、教室の後ろの棚に走る。そこには、1台のラジカセがある。急いでスイッチを押す。ラジオ体操の曲からさわやかさを取り除いたような、能天気な音楽が流れ始める。そして、メロディーに、男性の声がのる。

「歯磨き体操です。まずは左の上です。元気よく。きゅきゅ」

クラス全員が、自分の席で、歯磨きを始める。よく見ると、小さな鏡を覗きながら、磨いている。このために、マイ・ミラー、持参なのだ。門崎さんも、かわいらしい鏡を見ながらごしごしと励む。これなら、歯の裏側まで、きっちり磨けるだろう。さらに、歯磨きの途中で、コップの水に、歯ブラシをさっとつける。そうか、水はうがいのためではなく、歯ブラシの汚れを途中で落とすためだったんだね。

3分ほどの時間が流れただろうか。ラジカセの男性の声は、口の中を1周したようだ。

「では最後、右の犬歯です。前歯の右側です。きれいになりましたね」

歯磨き終了。十分に歯へのこだわりが感じられた、濃密な時間であった。

かむかむ唾液の授業

そしていよいよ5時間目、歯の授業が始まる。まず、門崎さんが、子供たちに問う。

「歯は、人間の組織の中で、一番固い。鉄より硬いといわれています。そんな人間の歯が、苦手なものは何でしょうか」

「虫歯菌」

ほぼ全員が、声をそろえる。さすがは6年生だ。歯科衛生士が指導していた2年生とは違う。門崎さんは、さっそく、虫歯菌の映像を、モニターに映し出す。何度見てもグロテスクだ。子供たちは顔をしかめる。視覚的なインパクトを重視する進め方は、熊谷と似ている。

質問が続く。

「虫歯菌は、カタカナで、何と呼ばれていますか」

「ミュータンス菌」

答えることができた子は、1人だけだった。しかし、ミュータンス菌を知っている小学生がいることに驚いた。私は恥ずかしながら、この取材を始めるまで、聞いたこともなかった。ミュータンス菌が食べ物のカスを食べる。酸を出す。その酸で歯が溶ける。という虫歯の基本を、門崎さんは簡潔に説明する。

「では、その酸の力を、今から見せます。酸と聞くと、まず、何をイメージしますか」

「酢！」

「そうですね。これ、今日、先生が家から持ってきた卵だけど、ちょっと触ってみて」

最前列の子供に卵を渡す。受け取る。驚く。

「何これ！　何これ！　キモイ！」

見かけは普通の卵。しかし、クッションのように、プニュプニュ柔らかくなっている。実はこれ、門崎さんが2日間、酢につけ置いた卵だ。酢の酸で、外側の殻が溶け、内側の薄皮だけが残ったのだ。卵の殻は、歯と同じく、カルシウムでできている。つまりこのプニュプニュの卵は、虫歯と同じ状態なのだ。子供たちは、卵を、次々に回す。

「スポンジみたい」

「ホラー映画みたい」

続いて、日常の飲食物を、酸の量で分類分けした図表を見せる。圧倒的に多いのはコーラ、それに続くのがスポーツ飲料などの清涼飲料水。このあたりは、予想通りだ。意外だったのは、果物も酸が強いということ。自分が無知なだけか。身近な食べ物などに即して話が進むので、いつの間にか、授業に取り込まれている自分に気づく。

「清涼飲料水が好きな人いますか」

子供の半分以上が手をあげる。

「でももう冬だから、飲まないでしょ」

「飲みます」

「飲んでもいいけど」

「歯磨き！」

教室全体に調子が出てきた。畳みかけるように、門崎さんは続ける。

「では、口の中で、酸を中和してくれるものは」

「唾液！」

出た、唾液。（取材で）日吉歯科の常連となった私には、その重要性は、よくわかる。門崎さんが、唾液をいっぱい出す秘密の方法を、伝授するという。

「耳の下あたりを軽くマッサージしてみて」

もちろん、子供たちに言っているのだが、私の指も、間髪入れずに動いてしまう。あら、口の中に、唾液が黙々と湧き上がってくる。この耳下腺のほかに、顎下腺、舌下腺でも、同じ効果が得られるという。

子供だけではなく大人も楽しめる、魅力的な授業であった。しかし、最後に、少々残念なことがあった。

「唾液をたくさん出す方法は、他にもあります。その1つは、硬いものを噛むことです。おすすめは、イカです。煎餅も硬いけど、イカに比べたら、半分イカです」

門崎さんは、最後の「イカ」に力を込める。この一言で、教室のテンションが、一気に下がってしまった（ように見えた）。2年生だったら、ウケたかもしれない。

脱力感から回復したころを見計らい、子供たちに、授業の感想を聞いてみた。

「甘くもしょっぱくもなく、なるべく硬いものを食べて、清潔な歯にしたいです」

「ぼくは硬いものを食べるのが得意です。唾液をいっぱい出して、虫歯を防ぎたいです」

「唾液を意外とナメていました。でも、歯を守るため、僕たちの役に立ってくれているので、唾液に感謝したいです」

最後に、門崎さんが、予想外の言葉で、子供たちを誘った。

「よし、じゃあ、いつもの1曲いこうか」

えっ、1曲って、歌ですか。起立する子供たち。門崎さんのオルガンに合わせ、体を左右に揺らし始める。門崎さんの、オリジナルソングらしい。

『かみかみかみかみかみかみ十坂小　パワフル
かみかみかみかみかみかみ十坂小　パワフル
もぐもぐ　パクパク　かみかみ十坂小
かみかみ噛めば　元気もよく出る
虫歯もゼロで　キラキラ白い歯
イエーイ』

「イエーイ」。子供たちは、こぶしを高くつき揚げる。どうして、ここまで盛り上がれるのか。歌はまだ続くのだが、この辺にしておこう。

今、この授業を受けている子供たちは、1年生から、歯科の授業に親しんできた。しかし、次の春には、この学校を巣立ち、中学生になる。子供たちが下校した後、門崎さんは1人、教室でつぶやいた。

「中学校になったら、いろいろ、生活環境も変わると思う。でも、この小学校で学んだ歯の健康のことは、いつまでも、忘れないでほしいですよね」

その言葉には、子供を、単に、健康な歯のための機械的なプログラムの対象として扱うのではない、深い愛情を感じた。それは、教師という職、あるいは、門崎さんの個人的な資質から来るものなのかもしれない。しかし、小児医療に対する熊谷の姿勢が、受け入れられ、継承されているのも、同じところに、理由の一端がある気がした。

第4部

企業との連携

保険診療を超える

豚と歯医者

日本海からの冬の風が、吹きすさぶ。酒田の街（はずれ）を、服の襟を立て、おじさん2人が夜な夜な歩き回る。日吉歯科の取材中、我々は、車で15分のビジネスホテルに泊まっていた。困ったのは、まわりに、夕飯を食べる場所がないことだ。唯一の近場は、回転ずしと牛丼チェーンだけだった。毎夜、空腹を抱え、さまようことになった。その放浪で見つけた1軒のお気に入りが、「とんや」。正統派のとんかつ店だ。

かわいらしいすり鉢でごまをすり、ソースを入れる。大盛りのキャベツとともに、お待ちかねの肉が登場する。

「お待たせしました。キャベツ、味噌汁、ご飯はおかわり自由です」

見た目には、びっくりするような奇抜さがあるわけではない。しかし、一口食べると、とにかく、肉が柔らかいのだ。さらに、繊維はきめ細かく、しっかりと弾力がある。脂はあっさりで、くどくない。食にはルーズな私の味覚でも、通常のとんかつとは異なることが、すぐにわかった。貧乏性なので、おかわりできるものはすべて2杯目をいただいた。大満足で、ホテルに帰った。

部屋に戻ってから、早速、「とんや」のことを検索してみる。経営しているのは、酒田市にある平田牧場という会社だ。昭和28年、代々農家でコメ作りをしてきた新田嘉一という青年が、周囲の反対を押し切り、養豚業を始める。

「暮らしが豊かになり、腹いっぱい飯が食えるようになれば、食の志向は、炭水化物からタンパク質へ移るはずだ」

しかし豚肉の値段は安定せず、苦しい形勢が続く。嘉一は、試行錯誤の末、３つの純粋種の長所をかけ合せたブランド、三元豚を開発する。その上質な肉質は、たちまち評判を呼ぶ。私が食べたのも、この肉だった。平田牧場は、従業員６７０名、売上高１５５億円という、酒田市を代表する大企業に成長した。店舗は全国へと展開し、東京でも、ＫＩＴＴＥ、コレド日本橋、東京ミッドタウンといった、超一流物件の中に進出している。最近では、庄内平野でとれる米を飼料に加えるなど、地域と連携した取り組みで、安全、健康な豚を消費者に届けることに、一層の力を入れている。

数日後、日吉歯科の待合室で、熊谷が声をかけてきた。

「今日、平田牧場の社長がメインテナンスに来ているよ」

興味本位で、その診察室を覗いてみることにした。個室の外まで、大きな声が響く。

「え～大塚さん、来年、引退しちゃうの」

「はい。後輩が育っているので」

「寂しくなるよ。生きている限りはやってくれると思っていたんだけど。俺の歯だけでもやりに来てよ。仲いいんだから」

担当の歯科衛生士は、大塚さんらしい。82歳の橋本さんのメインテナンスをし、近々に退職が決まっている女性だ。チェアに座っている男性は、明るくしゃべり、よく笑う。グレーと黒のストライプのパンツに、清潔感あふれる薄い水色のシャツをまとう。平田牧場の創業者の息子で、二代目の、新田嘉七さんだ。テレビ番組をはじめとする様々なマスコミにも頻繁に登場する、地元の有名人だ。簡単な挨拶の後、メインテナンス風景を撮影させていただけることになった。

「口の中を撮られるって、不思議な気分だよね」

「でも、もう、インタビューとかは慣れてるでしょう」

「口の中は慣れてないね。ははは」

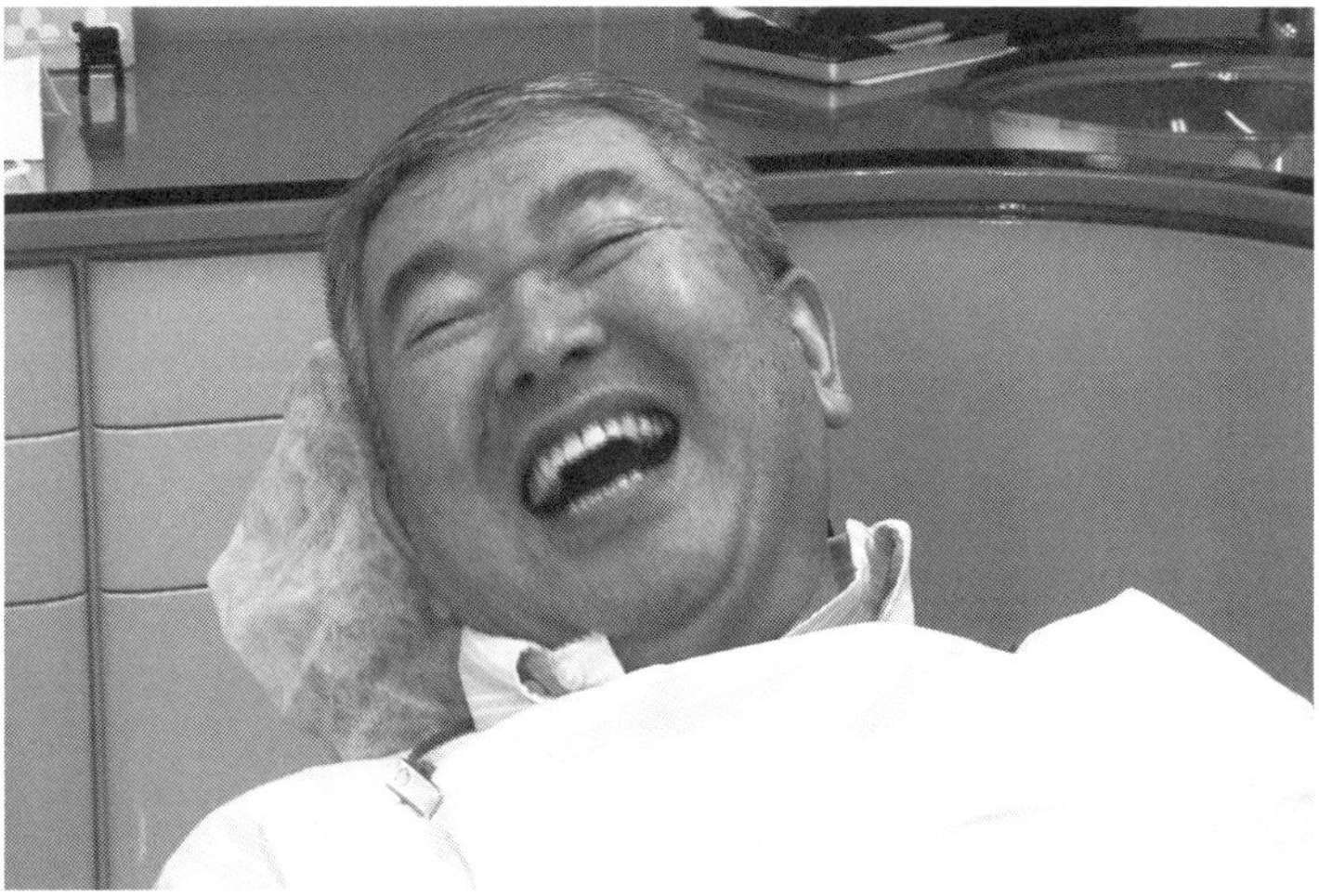

平田牧場社長の新田嘉七さん。月に一度はメインテナンスに通うという日吉歯科フリーク。

大塚さんとの会話は、長年連れ添った夫婦のようだ。

「おかわりないですか」

「ないです。毎月来ているから」

豪快に笑う。メインテナンスは、３か月に一度が基準だ。かなり熱心な患者さんだ。

新田さんが日吉歯科に通うようになったのは、８年前にさかのぼる。他の歯医者で治療した歯の知覚過敏がひどく、悩んでいた。そこで、以前から家族が通い、噂だけは聞いていた、日吉歯科の門をたたいた。以来、予防歯科に、どっぷりとはまったのだという。自分の歯に情熱を注ぐ背景には、職業上の理由もある。

「飲食関係の仕事なので、歯のことはいつも意識していますよ。歯が悪くなったら、お肉とか、真っ先に食べなくなってしまいますよね。

3世代、4世代で同じものを食べるということは、会社にとっても、地域にとっても、大事なことなんです。酒田に日吉歯科があるのは宝物だと、常々思っているんです」

日吉歯科に通い始めたことをきっかけに、会社をあげて、歯の健康に取り組み始めたという。まずは、禁煙。熊谷は常々、「口腔内の健康に対して、タバコは、百害あって一利なし。味覚障害の原因になる」と語っている。ただし、現代社会においては、禁煙はもはや当然の施策で、目新しさはない。そこで、平田牧場はもう1つ、日本で初めての目玉を打ちだした。「社員のメインテナンスの費用を、会社が負担しています。メインテナンスは、保険の適用外だからね」

これには、二重の意味で驚いた。まず、メインテナンスが、保険の適応外ということ。そして、それを、会社が負担しているということだ。熊谷に、詳しく話を聞いてみよう。

メインテナンスに保険なし

現在の日本では、医療費の支払いには、保険診療と自由診療、2つの形式がある。まずは、保険診療の概要から見てみよう。日本の保険は、国民皆保険制によって成り立っている。国民は、何らかの保険に加入し、基本として、医療費の3割を負担する。残りは、国から医療機関に支払われるという制度だ。保険の医療費は、治療の内容や材料によって細かく決められた点数に基づいて計算される。たとえば、虫歯を削って白い詰め物をすると３００点前後、金属を詰めると５００点以上、金属を歯全体にかぶせると、１０００点を超える。これらが、1点10円に換算される。この点数制が、「治療ありき」の現状を生んでいると、熊谷は言う。

「私は保険の点数を見ていると、頭がおかしくなってくるんですよ。保険医療は、点数がすべてです。歯科分野は昔から伝統的に、点数が低いんです。多くの患者をこなさないと、診療所の儲けにはなりません。しかも、治療の質は、関係ないんです」

診療所を経営するため、多くの点数を稼ぐには、多くの患者を診て、多くの治療をするしかない。「何でもかんでも治療したがる」「質より量」という状況は、そこから生まれる。その結果として、患者の奪い合い、医療の手抜き、歯科医過剰などの問題が起こるという。熊谷はずっと、保険制度や点数制に頼らない経営モデルを模索してきた。

日吉歯科の柱となっている、メインテナンスの領収証を見てみよう。一番上に大きく『領収証』の文字がある。その下に、『保険点数明細』が細かく記されている。『初診・再診料』『医学管理等』『在宅医療』『検査』『画像診断』『投薬』『注射』『リハビリテーション』『処置』『手術』『麻酔』『修復・補綴』『歯科矯正』など、13個のすべての項目で、点数は0点だ。最後、一番下の欄には、「自費診療分10800円」と記されている（コースによっては5400円）。「自費診療分」とは、自由診療の支払いだ。保険適応外の診療のことで、全額、自己負担となる。つまり日吉歯科のメインテナンスは、全額その都度、患者が自分で支払うのだ。

現在の保険制度では、保険が適応されるのは「治療」だけで、「予防」はすべて、その対象外だからだ。身近な例でいえば、インフルエンザのワクチンも、保険は効いていない。日吉歯科でも、初診の治療が終わるまでは保険が適応され、それ以降の定期的なメインテナンスは、自由診療となる。国の保険制度が財源的にひっ迫している今、熊谷は、この自由診療こそが、経営の軸になるべきだと考えている。

「すべての国民が、メインテナンスを自分への投資と考え、自己負担で積極的に実践すれば、虫歯や歯周病が減り、治療費がかからなくなるんです。つまり、国の金庫から出ていく支払いも大幅に減り、日本を救うことにもつながるんですよ」

日吉歯科が算出した、1つの統計資料がある。日本人1人が、80歳までに歯にかける平均費用をまとめている。メインテナンスをまったくしなくて、様々な治療を続けた場合は、435万円（患者負担は3割の131万円）。メインテナンスを続けた場合は、149万円

（患者負担は同額）。メインテナンスのほうが出費は少ない。長い目で見れば、メインテナンスを続けたほうが、ずっと安く済むのだ。しかし、日本はまだまだ、予防中心の歯科医療にはシフトできていない。

「治療費が安すぎるんですよ。一般の人は３割しか負担しないので、詰めたりかぶせたりする方が、メインテナンスよりも、ずっと安いと錯覚するんですよ。だから、悪くなったら治せばいいと、開き直ってしまうんです」

メインテナンス１回で、１万円以上支払うのは、庶民にとっては大きな出費だ。一方、保健が適応される治療で、１回１万円を自分で賄うケースは、ごく稀だ。患者の負担が原則３割という日本の治療費は、国際的に見ても格安だという。

日本の保険制度には、医療の平等化などの観点から、素晴らしい点も多い。しかし、歯医者は、自由診療の高額な「予防」では患者が来なくなることを恐れ、「治療」することだけを考えるようになってしまう。さらに患者も、保険で「治療」すれば安く済むので、痛くなるまで歯医者に行かない。全額自分で出費する「予防」などまっぴら御免、というのが現状だ。さらに、「予防」にまで保険の範囲を広げる体力は、国の金庫にはない。このような状況を突破する１つのヒントが、平田牧場の取り組みだ。

会社の金で歯を健康に

阿部真理さんは、平田牧場の店舗で、8年前から接客担当を務めている。上品で、おしとやかな印象の女性だ。平田牧場が2015年度から新たに始めた歯の健康の制度を、よく利用しているという。勤務時間中、客足が一段落したころを見計らって、阿部さんが、店長に声をかける。

「メインテナンス、行ってきます」

「行ってらっしゃい」

さっと私服に着替え、店舗を出ていく。車に乗り込むので、同乗させてもらった。日吉歯科に、メインテナンスを受けにいくという。しかし、明らかにまだ、勤務時間中だ。

「勤務時間中でもOKと、会社から言われていまして」

その制度、うらやましい限りである。メインテナンスを終えた阿部さんは、すっきりとした表情で出てきた。受付で、会計を済ませる。その時、見たことのない紙を受付から手渡される。『メインテナンス受診証明書（平田牧場）　受診者　阿部真理様』と記されている。下の段に、金額と日付が続く。これは何ですか。

「会社に提出する受診の証明書です」

日吉歯科から会社に立ち寄り、マネジメント本部に、受診証明書を提出する。担当者は、その紙面と、レシートを照らし合わせ、内容を確認する。

「では確かにお預かりします。お疲れ様でした」

平田牧場では、日吉歯科でメインテナンスを受けることを推奨している。勤務時間中でも通院して良い。しかも、社員1人につき年間1万5000円まで、加えて、その子供も小学生以上1万円まで、小学生未満6000円まで、費用を会社が負担するという。予防歯科を普及させるための鍵はここにあると、熊谷は考えていた。

「保険制度に、期待すべきではないと思います。これからの時代、社員の健康増進という立場から、その役割を担うのは、企業だと思いますよ」

平田牧場は、その先駆けだ。

阿部さんは、自分の職場に戻って、店長にあいさつをする。

「ただいま戻りました。ありがとうございます」

「きれいになりましたか」

「はい！」

何事もなかったかのように、笑顔で働き始める。

「歯を見せて接客する仕事なんで、歯に自信がつくとうれしいです。口の中が健康で、味覚がしっかりしていて、初めて本当に良いものを提案できるのかなって思います」

「あー、今日もおいしかった」

この日の夜も「とんや」に入り浸るおじさん2人。三元豚に、大満足だ。会計を済ませようとレジに立つと、その片隅に置かれた、小さな箱が気になった。日吉歯科の取材を進めてきた私には、それが何か、すぐわかった。レジのスタッフが勧める。

「フロスです。ご自由にどうぞ」

平田牧場では、店舗のレジにフロスを置き、希望者に提供しているのだという。早速、糸を伸ばしてみる。これ、どうやって切るの。実は私、恥ずかしながら、生まれて一度もフロスを使ったことがなかったのだ。

「このフックに糸をひっかけて、肘を曲げるようにして、引っ張ってください」

スタッフが、丁寧に教えてくれる。

早速、トイレに駆け込んで実践してみる。鏡を見ながら、口を大きく開ける。歯と歯の間に糸を落とす。勢いよく落ちて歯茎を傷つけないか。歯の隙間が開いてしまうのではないか。糸が抜けなくなってしまうのではないか。あり得ないような心配が、次々と頭をよぎる。糸を前後に動かし、そっと抜く。気のせいか、ちょっとスースーする。続けて、他の歯にも挑戦する。奥歯は、難しい。ずっと口をあけっぱなしで、よだれが垂れてくる。鏡に映る自分の顔が、あまりに必死で、ちょっと泣けてくる。

しかし、まだまだ使用の初日。私も、予防歯科に取り組む酒田市民の１人になったような気がした夜であった。

生まれ変わるカルテ

富士通にラブコール

2015年1月7日、日経新聞に、1つの全面広告が出た。「健康な長寿社会を目指して、医療機関と共同研究を行う」。広告主は、日本が誇る総合エレクトロニクスメーカー・富士通だ。翌日、お客様の声を聞くために設けられている富士通のコンタクトセンターに、1人の歯医者から電話がかかってきた。彼は、一方的にしゃべり始めたという。

「富士通はどうして、治療しかしない機関と組んで、研究をするのですか。うちの診療所は、予防に力を入れています。研究に欠かせない、大事なデータもいっぱい持っていますよ……云々……」

対応した電話係の女性も、困ったことだろう。その歯医者は、最後に、こう言い残したという。

「ぜひ、うちの診療所を一度見に来てくださいと、関係者にお伝えください」

お察しの通り、その歯医者は、熊谷本人だった。この電話の内容は、富士通社内の担当部署に伝えられた。未来医療開発センター（現在は、未来ビジネスセンター）だ。その役割について、公式ホームページで、こう記されている。

『国が掲げる日本再興戦略の１つである「国民の健康寿命の延伸」の実現に向け、「癌」「循環器疾患」「認知症」「糖尿病」などの克服を目指し、高度医療機関の皆様と共同研究を推進しています。予防・早期発見・早期治療・重症化予防に向けＩＣＴパワーを活用し、健康・医療と長寿につながるイノベーションの創出に貢献します』

武久文之さんは、この部署のマネージャーである。初めて会ったのに旧知の友であるような、人懐っこい笑顔が印象的だ。熊谷の電話の一件を聞いた時の驚きを、こう振り返る。

「面食らいましたよ。弊社の取り組みを知りたいという問い合わせは、よく来ます。しかし、『参考になるからぜひ一度見に来ませんか？』という電話は、初めてだったので」

まだ、海のものとも山のものともわからないが、上司の室長が酒田に足を運び、熊谷と会ってみた。帰社した室長は、興奮を抑えきれない様子だった。

「すごい歯医者に出会ったぞ。武ちゃん、診療所をくまなく見せてもらい、いろんな活動の状況も聞いてきた。資料も貰ってきたので渡すから、まずは一枚提案書にまとめてもらえないかな？　よろしく頼むね」

武久さんは、室長の話をもとに、A4のペラ1枚に提案をまとめた。この時点でのテーマは「日吉歯科の患者が、転勤などの事情で他の歯科に移らなければならない時に、様々なデータを、次の診療所でも活用できるようにする」という内容だった。

「僕は転勤族なんです。新しい土地で、新しい歯科診療所に行くたびに、すべてを1からやり直す。時間とお金がすごく無駄だと思っていたんです」

現場担当として、室長と熊谷のもとに向かった。初対面の若造に、歯科のあるべき姿を情熱的に語る熊谷に、「グッと来た」という。そして、3万人のカルテが眠る土蔵を案内された。

「35年分、すごかったです。重いんです。これが、日吉歯科の強みなんだなって。熊谷先生もおっしゃっていましたが、まさに宝物ですね」

感動で胸を熱くした武久さんに、熊谷は、言葉を投げたという。

「こういう記録を全部残しているのは、日吉歯科だけです。でも、ここに眠らせていてもしょうがないんですよ。患者の手元に渡って、初めて、大きな価値が生まれるんです。この情報を手にすれば、患者は絶対に、健康に対する意識が上がります。患者の喜ぶ顔を、見てみたいんです」

武久さんは、持参したペラの提案書を、熊谷に見せ、熱く説明した。熊谷はひと通りの説明を聞いたあと、「ぜひ、これをやりましょう」と即決。その夜は、熊谷なじみの寿司屋で室長とともに関係者一同で祝杯となった。

世界標準の健康ファイル

その後、武久さんはＳＥ（システムエンジニア）とともに、月に一度のペースで酒田に通い、歯科医師や歯科衛生士と議論を重ねてきた。東京にいても、土日・早朝問わず、熊谷からの電話が鳴る。武久さんの提案は、徐々に大きく発展し、診療所を移るとか、移らないとかにかかわらず、患者が希望する時に、いつでも自分の情報を手に入れられるシステムを目指すものに進化した。その名も「歯の健康ファイル」。メインテナンスを受けた患者さん向けのプラスアルファのサービスとして、歯科衛生士が作成し提供するという。

35年分の蓄積から、患者には、どのデータを選んでファイルとして届けるのか。議論は、そこだった。すべてを打ち込んでいたら、歯科衛生士ではまかないきれないからだ。この日の打ち合わせでは、武久さんがまず、口火を切る。

「患者情報の入力画面のサンプルです。ここで重要なのは、健康ファイルは、診察記録ではないということです。ここを踏み外すと、カルテと重複し、ファイルを新設する意味がなくなります」

熊谷も、それに同調する。

「くれぐれも、カルテを見ればわかることは記入しない。必要最小限でいい。情報を簡潔に見える化し、患者に渡し、自分のこととしてとらえてもらう。それを使命としたい」

通常のカルテには、何番目の歯が虫歯、というように、歯科医師が診察のために必要な情報が記される。また、日吉歯科では、過去に様々な統計データをとってきたが、それも、歯科医師や歯科衛生士が診療に役立てるためのものだった。患者のための情報、という視点は希薄だった。

実は熊谷は、過去にも様々な企業と組み、同様のファイルを作る試みをしていたが、すべて失敗していた。なぜか。歯科医師向け、患者向けの情報が混在し、複雑化していたからだ。そこで今回は、患者にかえす情報だけに絞ることにした。では、患者のための情報とは何か。歯科衛生士たちが、具体的なファイルのイメージを、ポンポンとあげていく。

「まずは、名前と生年月日の後ろに年齢がポンと出る。で、性別、で、初診時の年齢と続く。初診日の入力も必要ですね」

「タバコの情報も必須ですよ。1日何本、何歳から何歳まで吸っているとか。数字を入れると、蓄積本数が自動的に計算されると最高ですね」

富士通側も、興味を持った点は、しっかりと突っ込む。

「蓄積本数って、重要ですかね」

「重要ですね。タバコは本当に、歯に悪いですから。たとえば、1日30本と聞くだけでは大した数に思えませんが、年間1万本を超えると聞くと、『ワー』となりますよね。ましてや、10年、20年となるとすごい量で、意識も変わると思いますよ」

タバコ以外にも、身長と体重、既往歴（過去の病気歴）、使用薬など、一見、歯科とは縁遠いような項目が並ぶ。しかし、そこに、熊谷の一番のこだわりがあった。たとえば、歯科衛生士の中からは、こんな声も出た。

「HbA1cの数値も欠かせないですよ。歯とすごく関係が深いので、その項目は絶対に入れてほしいです。糖尿病、高血圧も加えて」

HbA1c（ヘモグロビンA1c）は、糖尿病の判断基準となる大切な数値だ。糖尿病は長らく、歯周病との関連性が指摘されてきた。口の中の状態と、全身の疾患の関連性は、熊谷が、以前から強く主張している。実際に、様々な試みも行ってきた。たとえば、無呼吸性症候群は、噛み合わせの悪さも、原因の1つに挙げられている。メインテナンス患者の中から希望者には、簡単な検査キットを貸し出してきた。また、唾液の成分から癌を早期発見する試みも、研究機関と組んで開発を進めてきた。口の中を検査することで、体の健康状態を知ることができ、その逆も、また然りだという。

この健康ファイルによって、熊谷先生は、歯科医という垣根を超えようとしている。議論を重ねる中で、武久さんは、そう感じるようになっていた。

「熊谷先生は、自分の診療所を、町の、総合的な健康ステーションにしようとしていると感じました。日吉歯科を受診することで、歯に限らず、全身の様々な疾患を早期に発見し、専門の診療所で治療を受ける先鞭をつける。歯科医がそういう役目を担うことで、歯科の価値を高めようとしているのではないでしょうか」

体の疾患の早期発見は、患者のためにもなるが、医療費の抑制にもつながる。熊谷は常々、メインテナンスによって健康な歯が保たれることで、国から支出される歯科医療費が減少すると主張してきた。加えて、メインテナンスに通うことで様々な疾患が早期発見されるようになれば、歯科に限らず、あらゆる医療費に同じ効果があらわれるはずだ。その夢は、まだまだ広がる。

「医者は今まで、情報は持っていても、よそには渡してこなかったんです。富士通との試みは、世界でも画期的なことなんです。患者自身が自分のデータを持てば、いろんな変化が起こるはずです。それが、どこまで広がるか、想像もできないし、楽しみなんです。ゆくゆくは、この健康ファイルを日本から発信して、世界基準にしたいんです」

２０１６年９月末、日吉歯科と富士通が開発した「歯の健康ファイル」が、起動を始めた。患者のデータは、富士通のクラウドに整理、蓄積される。患者は、ＩＤやパスワードを使ってアクセスし、自分のデータの参照や保存などが可能となる。将来的には、今の仕組みをより高度化し、蓄積されたデータを（患者の許可のもと）研究機関などに提供し、医療の進歩のために利用してもらう。その成果が、患者に還元されるシステムを構築したいという。

６万人のメインテナンス

日吉歯科で、健康ファイルの打ち合わせを終えたある日、富士通の武久さんは、歯科衛生士の診察室に向かった。

「一度、メインテナンスというものを受けておこうと思いまして」

確かに、これからパートナーとしてやっていくのだから、いい心がけである。私は結局、取材中、一度も受けることはなかった。武久さんのこの前向きな精神は、取材者としても、見習わなければと思う。

担当の歯科衛生者は、熊谷の歯も担当している小西さんだ。

「歯医者は、どれくらいぶりですか」

「え～と、1年以上は行ってないですね」

「気になるところはありますか」

「鼻毛を抜いてくるのを忘れました」

「歯には関係ありませんから」

健康ファイルの熱い議論を重ねてきただけあって、なかなか息のあったコンビである。武久さんの歯の画像が、モニターに、大きく映し出される。

「この左の歯は、破折の前兆が現れていますね。よく見ると、少し亀裂が入っています。上の前歯がちょっと短くなっています。咬耗といって、すり減ってる状態です。噛む力が強いのか、歯ぎしりするのか。歯に力がものすごくかかっているので、保護してあげる手段を考えたほうがいいかもしれないです」

最初は、持ち前の冗談を飛ばしていた武久さんも、徐々に真剣になってきた。

「自分の歯を拡大して見るなんて、初めてです。隅々まで見えて、ちょっと感動ですね。とにかく、全部説明してくれるので安心です」

そして、ひと通りのメインテナンスを終える。

「すごくスッキリ、新鮮な気分です。やっぱり体験して初めて、この素晴らしさと必要性は良くわかりますよね。歯の表面や、歯と歯の間に舌を当ててみると、ツルツルした感覚が強くあります。やっぱり、メインテナンスは体験しないと」

わが身に照らし合わせ、本当に、耳が痛い。


時は流れて、2016年7月5日。私は武久さんと対面し、この本を書くための最終的な事実確認をしていた。その最中、14時19分、武久さんのスマートフォンが鳴る。メールをチェックした武久さんの表情が、大きく変わった。

「来た〜、来ましたよ〜」

まわりの人たちも驚く。興奮した武久さんが、メールの文章を私に見せた。それは、富士通社員への一斉メールだった。健康ファイルと並んで武久さんが進めてきた、あるプロジェクトの開始を知らせる社内告知である。

酒田市の平田牧場と同様に、メインテナンス費用の一部を、会社が負担するという。富士通における本制度利用対象社員はグループ企業を合わせると約5万8000人。当初、指定された全国6つの診療所でメインテナンスを受け、従業員が希望すれば、一部費用を会社が賄う。武久さんはこの制度の実現に向けて、1年かけてじわじわと、会社に根回しを重ねてきた。福利厚生部門がそれをサポートしてくれた。興味本位に見えたあの日のメインテナンス体験も、実は、大きな布石だったのだ。

熊谷の情熱は、確実に、伝搬している。ここから、また、歴史が変わるのか。酒田のローカルモデルから、スタンダードな世界基準へ。熊谷が酒田で始めた取り組みは、36年の時を経て、世界に向けてジャンプしている。

第5部

広がる予防歯科の輪

志を継ぐセミナー

海外からの敬意

日吉歯科で、以前から気になっていたものがある。待合室の片隅に置かれた帽子だ。といっても、野球帽のよう代物ではなく、真っ黒で、筒形の、大学の教授のような帽子だ。透明なケースの中に、厳重に保管されている。

「これは、スウェーデンで、名誉博士号をいただいた時の記念なんですよ」

熊谷は、1999年、スウェーデンのマルメ大学歯学部で、名誉博士号を取得した。長年にわたる、予防歯科への取り組みが評価されたのだ。スウェーデンは、歯科の道を志してからずっと憧れ、目標としてきた国だ。その国から贈られた名誉博士号に、喜びもひとしおだったという。

「恩返しができたなって思いました。スウェーデンの先進的な取り組みがなければ、今のぼくも、ないと思うから」

近年では、熊谷のもとには、毎年のように、欧米をはじめ世界各国から、多くの医療関係者が視察に訪れるようになった。アメリカ、カナダ、ドイツ、フランス、イタリア、イギリス、オランダ、オーストリア、フィンランド、デンマーク、スウェーデン、オーストラリア、台湾。累計すると、１００人は超えているという。日吉歯科を視察して、みな、その徹底した予防歯科ぶりに驚く。その中でも、必ず称賛を浴びるのは、徹底した洗浄殺菌システムと、35年間に及ぶカルテの保存ぶりだという。これらはやはり、世界水準でも見ても、突出した偉業なのだ。

２０１５年3月には、タイから、厚生大臣と、大学の教授陣が訪れた。スラナリー工科大学という学校に歯学部を新設するにあたり、熊谷の予防歯科を全面的に採用したいという。

「東南アジアの方がいらしたのは初めてですね。タイでは、歯の治療を受けるのは、一部のエリートだけと聞いています。だから、貧しい人たちにとっては、ここでやっている予防歯科は、いい恩恵になると思います」

その後、熊谷がタイに招待されて講演を行うなど、その交流は、着々と進んでいる。かつて、海外の論文を取り寄せ、仲間で翻訳し合い、割り勘で講師を招いていた青年が、今では、世界を導く歯科医師に成長した。

「今までは、日本人が世界に学んできた。でもこれからは、世界が日本に学ぶようにしたいんです」

大一番の勝負歌

ある日の夕方（とはいっても、冬なので外はもう真っ暗だ）、1日の取材を終えたので、熊谷に挨拶をして引き上げようとすると、姿が見えない。診察室にもいない、医局にもいない。迷路のような院内を探し回る。小児歯科2階の小ホールから、聞き慣れた音楽が流れてきた。

「Oh, say can you see ～」

このメロディーは、アメリカの国歌ではないか。音源に導かれるように、ホールの扉を開く。室内は真っ暗だ。しかし片隅の一角だけ、電気がついている。スポットライトのようだ。そこに1人、熊谷が、ポツンと座っている。スピーカーから吐き出されるアメリカ国家を、じっと聞いている。暗闇の一点を見つめ、思いつめたような顔だ。その姿が、普段、私が見てきた熊谷とはあまりに違うため、声をかけるのをためらう。しばらく、一緒に聞いていた。

「感動的ですよね」

演奏が終わると、熊谷が声をかけてきた。確かに、素晴らしい歌声であった。スウェーデンびいきだと思っていた熊谷、実は、親米派でもあったのか。

「違いますよ。私が好きなのは、ホイットニー・ヒューストンが、１９９１年のスーパーボールの際に歌った、アメリカ国歌なんですよ」

ここにも、熊谷のこだわりがある。たしかに、その歌唱は、史上最高のパフォーマンスの１つとして、伝説化している。

「こみ上げてくるものがありますよね。エネルギーが湧いてくるというか。大きなイベントなどの前に、自らを鼓舞する必要がある時、いつも１人、この歌を聞くんですよ」

熊谷だって人間だ。すべてがうまくいくわけではない。仕事を抱えすぎた時、集中したい時、思うようにいかない時、頭を休めたい時、体を軽くしたい時、人生の様々なシチュエーションで、音楽の力を借りてきたのだという。

その翌朝、日吉歯科に、次々にタクシーが到着する。さっそうと降りて来るのは、全国から集まってきた、歯科医と歯科衛生士だ。熊谷は、彼らとの真剣勝負のために、１人、アメリカ国歌を聞いていたのだった。

2000人の弟子たち

日吉歯科では、26年前から毎月、「Ｏｒａｌ Ｐｈｙｓｉｃｉａｎ 育成セミナー」を開いている。予防歯科をこれから始めてみたいという歯医者を集め、精神と哲学を伝授するのだ。実施要項には、「本セミナーでは日吉歯科診療所が約35年間の間に実践してきたデータと臨床に基づき、疾患の発症予防、再発予防、最小侵襲治療が実践できる診療所づくりを提案し、患者の口腔内を守り育てる人を1人でも多く育てたい」とある。費用は、45万円。ホームページなどで告知するだけで、大規模な宣伝活動は行っていないが、毎回、定員オーバーだという。口コミなどで広がっているのだろう。この日は、全国8つの診療所から、50名ほどが参加した。所在地は、岩手、新潟、広島、鹿児島、そして東京×4と、バラエティーに富んでいる。1つの診療所からは、歯科医師に加えて、歯科衛生士の参加が義務付けられている。そこがまた、熊谷らしい。

セミナーの会場は、熊谷がアメリカ国歌に浸っていた、小児歯科2階のホールだ。余談であるが、会場の一角には、多種多様なお茶やお菓子が、整然と並べられている。ケータリングに負けない充実ぶりだ。熊谷が、海外で参加してきたセミナーを参考にしたという。歯医

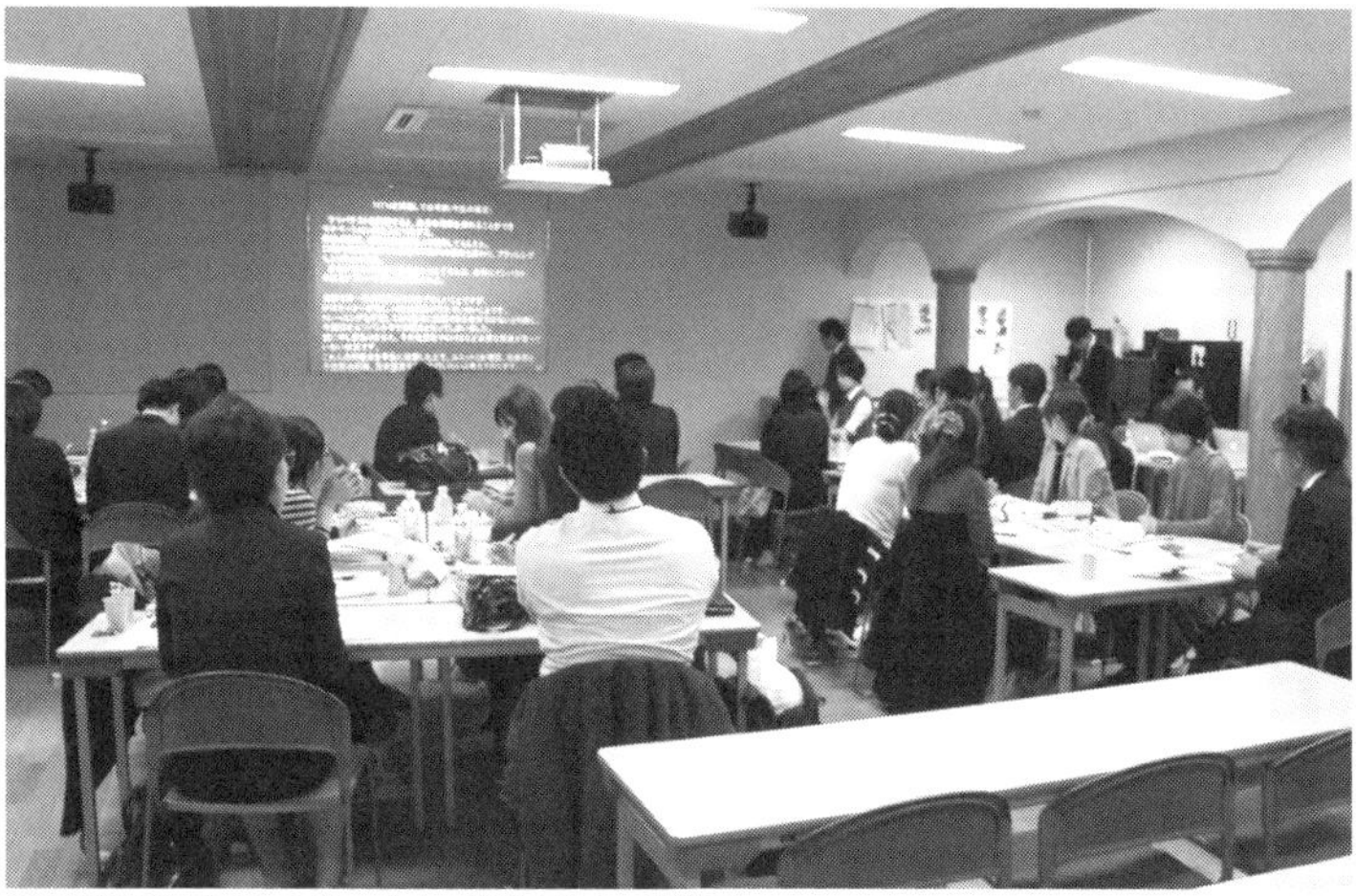

2015年10月のOral Physician育成セミナーの様子。
小児歯科2階のホールで50名が2日間にわたり議論を重ねる。

者のセミナーでお菓子が並ぶのも冗談みたいだが、「腹が減っては戦ができぬ」なのだろう。

参加者は、診療所ごとに、グループをつくって座る。ここに集まる歯科医は皆、現状に、深い疑問を感じていた。

「鹿児島から来ました。普段、患者さんが来ると、一生懸命、削って詰めるわけじゃないですか。すると、数年後、患者さんが帰ってくるわけですよ。銀歯が取れましたとか、また虫歯を作っちゃいましたとか。で、それを延々と繰り返す。ああ、俺、何をやっているんだろうなって思って」

「東京の町田市から来ました。今まで歯科医師として、必死に自分の診療所を運営しなければという想いと、でも私のやりたい医療はこんなのじゃないという想いと、錯綜したまま来てしまったんです。毎日毎日起きたらすごく気分が悪くて、葛藤していたんですよ。私って何者なんだろうって」

今回の顔ぶれのセミナー、実は半年前に、1回目が開かれていた。2日間にわたり、熊谷やスタッフの話を聞いたり、施設を見学したり、予防歯科のイロハを学んだ。それを、各診療所に持ち帰り、まずは、半年間実践してみる。この日は、その結果を発表し、議論するというプログラムだ。診療所ごと、熊谷が決めたフォーマットに沿って、写真や図解を作成し、プロジェクターを駆使しながら、発表を行う。

その内容は、下記の通りである。

・診療所の概要…診療所名、場所、規模、歴史、設備、スタッフ、診療時間など。
・半年間のデータ…患者数（年代別や性別）。虫歯や唾液検査などのデータ。傾向を分析。
・熊谷がおすすめの、セミナー受講、ソフト導入、書籍購読などの実績。
・具体的な患者の症例。
・半年間の実践から見えた問題点とその解決策。

発表に続いて、グループ内のディスカッション、質疑応答、そして、熊谷による講評へと続く。これを2日間、8つの診療所について繰り返す。その中では、たとえば、こんなやり取りが繰り広げられた。

●岩手の歯科医

前回のセミナーから半年間で、112人の初診患者が訪れたという。しかし、唾液を検査しようとしたり、フッ素を塗ろうとすると、受け入れられないケースが多かった。

「熊谷先生のやっていることをまねると、患者さんに抵抗されるんですよ。やっぱり、通う回数を減らしたいという気持ちが、一番根底にあるようでして」

歯科医師や歯科衛生士も、唾液やフッ素のメリットを、自信をもってきちっと説明しきれなかった、という反省もある。そこで、拒否されたケースは、患者が語る理由をすべてメモに残し、それを覆すだけの論拠を勉強するようにしているという。

グループごとのディスカッションでも、各診療所から、同様の意見が多く出た。

「自分なりの手段で予防ができている人に、新たに勧めるのは無理だ」

「説得すればするほど、押し売りや悪徳業者みたいに警戒される」

熊谷は、会場の片隅で1人、真剣なまなざしで様子を観察する。そして、ディスカッションが一段落した後に、マイクを持つ。

「日本の歯科医療は、いまだに、1900年代の前半にできた三大原則に縛られているんです。甘いものを摂らない、きちんと歯磨きする、早期発見と早期治療、の3つです。21世紀の今、100年前の治療で、あなたはいいんですか。それとも、新しい時代にふさわしい最新の治療をやりますか、と、まずは、患者に問うんです」

予防医療の説明を記した紙は、常に、チェアの横に貼っておく。それを見せながら、じっくりと説明してみると良い。そんなアドバイスを送った。

●東京・中央区の歯科医

歯科衛生士が、具体的な患者の症例を、プロジェクターで説明する。患者の口の中の写真が、大きく映し出される。

「私たちの診療所では、今回、歯科衛生士が初めて写真を撮ったので、不備があり、お恥ずかしいかぎりです」

たしかに、日吉歯科の写真と比べると、バラバラ感が強い。熊谷は「恥ずかしながら」と前置きして、自ら、31年前に撮影した写真を大写しにして見せた。ピンボケだったり、構図が傾いたり、お世辞もうまいとは言えない。

「これでは、定期的に撮影しても、比較できないです。あの時、もっとしっかり撮っておけば良かったと、必ず後悔する時がくる。だから絶対、手を抜いてはいけない」

発表後の休憩時間に、歯科衛生士たちが、熊谷のもとに駆け寄った。

「みっともなくて、今日、写真を出すのをためらっていたんです。すみません」

「まずは練習。毎日カメラに触ることからだね」

「最初は13枚の撮影に、20分くらいかかっていたんです。でも、だんだん短縮してきたんですが」

「そんな無駄な時間と苦痛を、患者に与えてはいけないんです。うちの歯科衛生士は、3分切るよ。本気で練習すれば、何年もかかる仕事ではない。1か月でできますよ」

「頑張ります」

彼女たちは、笑顔で、大きくうなずいた。

●東京・世田谷区の歯科医

この診療所の悩みは、院内の診療システムを統一できていないことだという。院長の父親がまだ現役で、「痛くなったらまたいらっしゃい」という古い診療を続けている。本当は、父親にも、予防医療を実践して欲しいのだという。

「院長にも、スタイルの転換をお願いすべきなのか。父親が30年続けてきた方針を急転換させる勇気が、どうしても出せないんです。自分は、ビビりな性格なので」

この日の参加者の中には、他にも、父親から診療所を引き継いだ歯科医師がいた。その歯科医師は、やさしく助言する。

「父親のなじみの患者が来ると、父親が一言、『もっといいやり方が見つかったので、ぜひそっちをやってほしい』と口添えしてくれます。このセミナーの出身で、予防歯科を実践している先生の話を一緒に聞かせたら、父親も感銘を受けたので」

熊谷は、より過激に、ダイレクトに、エールを送る。

「医者は、学び続けることと引き換えに、国からライセンスを借りているんです。医療の進歩はすさまじいので、再教育を受け続けて、常に自分を検証する義務がある。私の息子はアメリカ留学から帰ってきたが、何の溝もない。それは、私が勉強し続けているからです。あなたの父親には、その努力が足りない。それをはっきりわからせるのが、親孝行者の役目です」

発表の終了後、悩める歯科医師は、言葉に力を込めた。

「親子で共存できるのか。お互い遠慮して、話題にするのを避けてきた。ひざを突き合わせて、しっかり話さないとダメだと分かりました。そこから、頑張ってみます」

2日間にわたるセミナー。熊谷は最後に、参加者に訴えかけた。

「肝に銘じてください。歯科医療の本質は、生涯自分の歯で食べられる人をどれだけ育てられるか、ということです。今の日本、高齢者の89％が入れ歯という数字を見て、歯科医師として恥じなければいけません。ただ治して終わりではなく、どうすれば、健康な歯を一生サポートできるのか、常に学び続ける必要があります。いろんな意味で困難ですが、とてもやりがいのある仕事です。腹を決めて、本気で取り組んでください。予防歯科によって日本の現状を変えるには、ぜひ、皆さんの力が必要なんです。一緒に、実践していきましょう」

「お疲れ様でした」の声とともに、拍手が巻き起こる。会場の片隅で、熊谷は、１人遠慮がちに、バンザイをしている。かわいい。参加者たちが駆け寄る。

「熊谷先生、ありがとうございました」

熊谷は、先ほどまでとは打って変わって、満面の笑顔。記念撮影の求めに快く応じ、固い握手を交わしていた。参加者が、興奮気味に、話しかける。

「この半年間で、診療所に、一体感が出たんです」

「これからもっと、この仕事が、楽しくなるはずだから」

「まわりの目を気にしていたけれど、自信がつきました」

「嫌われてもやり遂げなさい。私は嫌われるのが得意だけど、何とも思わないし、何の支障もないから」

涙をぬぐう参加者もいる。

「みなさんの発表や熊谷先生のお話を聞いていて、胸が熱くなってしまって。ハートをつかみ取られた感じ。歯科医になったばかりのころの、熱い心を思い出しました」

涙がとまらない。他の参加者が歩み寄り、優しく声をかける。

「私たちが本当に目指していたのは、これなんだよね。ここが一番大切なのに、なんで今まで、やってこなかったんだろう」

きのうまでは、見ず知らずの他人だった者同士が、熱い思いをぶつけあう。甲子園の試合終了直後というか、青春映画の一コマのようだ。熊谷は、一歩離れて、温かく見守る。

「みんないい顔している。うれしいね。あ、ちょっと、座ってもいいかな」

立っていた熊谷が、話の途中で、椅子に腰かけた。驚いた。こんなことは、取材をしてきて初めてだ。

「本当にヘトヘトなんです。2日間、妥協せず、ずっと集中していたので」

そうだろう。わざわざ酒田まで時間とお金を使って来てくれる参加者に、中途半端な態度は許されない。ホイットニー・ヒューストンのアメリカ国歌、聞いておいて、本当に良かったですね。

「このうちの半分が育つだけでも、日本の歯科医療は変わりますよ」

熊谷は最後に、こうつぶやいた。このセミナーには、過去6年間で、500診療所、

2000人が参加した。

歯科医師の卵を無料で教育

さらに熊谷は、「Pre Oral Physician 育成セミナー」という催しも、並行して開いている。こちらは、歯科を学ぶ学生、または、大学を卒業後5年以内の歯科関係者を対象としている。熊谷は、このセミナーのホームページに、次のような文章を寄せている。

『生まれたばかりの雛鳥は、最初に見た動くものを親と思ってついて行くそうです。歯科医師も然りで、ライセンスを取って始めの数年でその人の診療スタイルが決まってしまうと言っても過言ではありません。開業前に見た治療内容・診療システムは、その歯科医師にとって決定的な意味を持つことがほとんどです。開業後、途中で路線を変更するには多大なエネルギーが必要になるので、最初に自分の歯科医師人生の全体像をある程度意識して将来性のある新しい歯科医療を見ることが若い歯科医師にとって何より重要なのではないでしょうか』

いわば、歯科医の小児科といったところか。歯科医の卵たちは、2日間で、予防歯科の基礎を学ぶ。1年に2回、春と秋に催され、それぞれ、70人ほどが参加するという。

「一度開業してしまうと、様々なしがらみがあるんですよ。『洗脳』されていない純粋なうちに、歯科医療の哲学や倫理を叩き込んでおきたいと思って始めたんです」

セミナー終了後には、参加者全員が感想を提出する。そこには、大学で受けてきた教育とはまったく異なる医療に接した衝撃、混乱、決意が、正直に述べられている。第21期(2014年4月~2015年3月)の感想文から、抜粋する。

●**歯学部6年生**

『今回初めてこのセミナーを受けて、衝撃を受けました。今まで大学の授業や、病院実習で教わったこととは全く違う内容のことで、正直、混乱しています。しかし、1つだけ私が思ったことは、将来日吉歯科に負けないような医院にしたいです。ブレない気持ちで頑張ります』

●**歯学部5年生**

『将来自分がどのような歯科医師になるか模索していました。(中略)その中で私が得た考えは、治療の質を高めることが歯科医師として歩むべき道だというものでした。しかしこの

2日間のセミナーを受けて今までの自分の価値観が大きく揺らぎました。（中略）それが困難な道で恐怖感すら覚えているのが正直なところです』

●歯学部2年生

『なぜ歯科医療の改革が必要なのか、私たち若い世代はどうあるべきかということがひしひしと伝わり、怠惰な学生生活を送ったままではダメだ。自分から何かしないと、と、モチベーションの向上にとても繋がった。（中略）自らの将来に夢を持つことができた。（中略）今回のセミナーを学生のうちに聞くことをできて、とても幸運に思う』

今の日本の現状を考えると、これから彼らが歩もうとしている道は、決して平たんではない。しかし、予防歯科の時代の風は、確実に大きくなりつつある。

東京でも予防歯科

セミナー出身者のその後

「次は新宿、新宿、お出口は左側です」

山手線の車内アナウンスが響く。いつも、地方の取材を終えて山手線に乗ると、「ああ、東京に帰ってきたんだ」という実感がわく。2016年1月、酒田での取材は、終わった。しかし、行かなければならない場所は、まだ残っている。新宿駅で、西武新宿駅に乗り換える。同じ「新宿駅」なのに、山手線の駅から距離があるので、結構めんどうだ。目的の駅に、急行は止まらないので、各駅停車でのんびりと行くことにする。30分も電車に揺られていただろうか。東伏見という駅に着く。典型的な、郊外の静かな住宅街。早稲田大学のグランド施設などがあり、スポーツ系の若者の姿が目に付く。

駅前のロータリーを横断すると、ファストフードやコンビニなどが入るビルが建つ。その1階に、アップルデンタルセンターがある。セミナーを経験した診療所が、その後、どのような取り組みをしているか、この目で確かめておきたいと思ったのだ。

玄関を入ると1本の通路、と、思いきや、壁に沿って椅子が並び、待合室も兼ねているらしい。その通路に沿って、８つの個室が並ぶ。土地の高い東京では、さすがに、日吉歯科のような贅沢な土地の使い方はできないようだ。しかし、閉塞感はない。内装やスタッフの服の色がパステル調のためか、都会的に華やいだ印象を受ける。ここで今、歯科医師４人、歯科衛生士４人、受付事務３人、計11人のスタッフが働いている。

診察室を覗くと、唾液検査や写真撮影といった、日吉歯科でおなじみの診察が行われている。しかし、唾液検査中の患者が「恥ずかしい」と顔を赤らめたり、写真を撮影中の患者が「苦しい」と訴えたり、さすがに本家と比べると、まだ、成長途中という雰囲気は伝わってくる。大学4年生の患者と歯科衛生士の間で、こんな会話も交わされていた。

「就職先はどちらですか」

「そんなに通うんですか」

それでも、総じて若いスタッフたちは、予防歯科を根付かせようと、ハツラツと取り組んでいる。

院長の診察室に入る。畑慎太郎さんだ。一見、サーファーかと思うような、さわやかな男性である。畑さんは、和歌山県の出身だ。大学で上京し、２００４年、アップルデンタルセンターを開業した。東伏見とは縁もゆかりもなかったが、交通の利便性が良く、歯医者も見当たらなかったので、この地を選んだ。当初は治療中心で、「高い歯を上手に売りつける」診療所だったという。経営的にも潤っていた。しかし、頭の片隅では、「これでいいのか」という疑問を抱いていたという。

そこで、山形への社員旅行の「ついでに」、予防歯科で名をはせていた日吉歯科の見学を願い出るが、断られる。一発奮起して、2012年のセミナーに参加した。歯科医としての本質に気付き、目が覚めたという。

「それなりに親切で、丁寧で、痛くなければ、患者さんにとっては『腕がいい医者』になる。ある意味、職人冥利にも尽きる。でも、熊谷先生に会って、初めて気付いたんですよ。10年後、20年後の、その患者の口の中の健康まで、自分は考えているのかって。歯科医は、教育者であるべきだったんですよ、本当は。だけど我々は、いつの間にかサービス業になっていたんです。どうしたら良いかを教えるべきなのに、自転車屋さんみたいに、ただ修理するだけみたいな」

セミナーから帰京後、畑さんはすぐ、予防歯科への切り替えについて、妻に相談したという。

「今住んでいる豪邸を売り払って、6畳1間のアパートに引っ越すことになるかもしれないけどいいか、と妻に聞きました。良いって言われたので、やろうと思いました。ＴＴＰの開始です」

ちなみに、「ＴＴＰ」とは、「ＴＥＴＴＥＩＴＥＫＩ　ＮＩ　ＰＡＫＵＲＵ」（徹底的にパクる）の略語らしい。２０１４年8月、まずは、館内のパクリから始まった。パーテーションで区切られていた8台のチェアを、すべて個室に入れた。歯科医師も歯科衛生士も、１人１部屋。全室にモニターを完備して、視覚的に、患者に説明できるようにした。

１か月の工事期間中は、すべて休診して、自称「鬼合宿」を行った。毎朝9時から18時まで、地下室の倉庫で勉強会を開き、予防歯科のイロハを全スタッフで叩き込んだのだ。スウェーデンなどに、研修のため、足を運ぶ者もいた。費用はすべて、自費である。ちなみにこの診療所では、今でも月１回、定期的なスタッフ勉強会を開いている。

「予防医療に変える時、一番高いハードルは、自分でした。『病気で来たら一生懸命治してあげるのが仕事』という概念に染まり切って、抜け出せなかったんです。経営的にも変化させたくないし、スタッフや患者さんにも嫌われたくないし、良いものだけを提供しようと考えてしまうんです。でも、いいとこどりだけしようなんて、無理なんです。根本から切り替えないと」

改装を終えた9月から、自由診療のメインテナンスを始めた。３名の歯科衛生士が、仕事内容の変化について行けずに、やめていった。残った歯科衛生士の1人、花岡佑み子さんは、当時をこう振り返る。

「それまでは電話番などの雑務が主な仕事だったので、仕事量が一気に増えました。300パーセントくらい。今は19時に完全照灯です。でも、当時はデータ整理などに不慣れだったので、終電が当たり前でした。ヘロヘロでもう、パソコンの画面を見るのも嫌で嫌でしょうがなかったです」

患者の数は、2700人から500人にまで減った。畑さんの貯金も、底をついた。

「売り上げは落ちました。少ないどころじゃなくて、めちゃめちゃ落ちました。患部を削ったり詰めたりしないと、僕らは収入にはなりません。昔は8時間診療するなら、7時間半ぐらいは手を動かしていました。そうじゃなくて、大事なことは何かということを、患者さんに話し始めたからです。手を動かす時間が半分、しゃべっている時間が半分。しゃべっている時間は、儲けはない。売り上げが落ちるに決まっています」

以前は、月に100人以上を数えていた初診患者も、3~40人に落ちた。しかし、成果は徐々に出始めた。初診患者が減っても、売り上げが伸び始めたのだ。患者が、繰り返し、メインテナンスに訪れるからだ。メインテナンスを始めてから1年間の初診患者405人のうち、約半数の210人が、その後も、定期的に通っているという。これは、予防歯科の滑り出しとしては、上々な結果らしい。

この路線がより安定したら、畑さんには、1つ、実現したい夢がある。

「地方だと土地が安いので、患者が増えたら、土地を買って、診療所を大きくできます。それが、東京では厳しいですよね。だけど、東京には、数多くの歯医者があり、専門医など、優秀な人材もたくさんいます。日吉歯科のように一軒ですべてを賄うのは無理だけど、歯医者の間でネットワークを作って、専門医や患者をシェアできるような、東京ならではの環境を作っていきたいですね」

最後に、「個人的なことですが」と照れながら、予防歯科をやって本当にうれしかったことを話してくれた。

「パパはこういうお仕事をしてるんだよって、家で、胸を張って言えるようになりましたね。歯科医が、子供たちのあこがれの職業になってくれるといいですね」

熊谷の東京進出

足かけ4か月に及ぶ日吉歯科の取材も、いよいよ最後を迎える。舞台は、東京の汐留だ。新橋駅から線路沿いに南に下ると、イタリア街という、おしゃれな一角がある。石畳の道路や広場、その名の通り、まるで南欧にいるかのようだ。この場所で、取材を締めくくる人物と待ち合わせることになっていた。酒田での撮影の日々を思い出していると、懐かしい声がした。

「お待たせしました」

熊谷だ。実は、この都心のド真ん中に、日吉歯科の、いわば、東京支店を出そうというのだ。物件が決まったので、見せてくれるという。イタリア街に面した、10階建て、ガラス張りのオフィスビルだ。ここを選んだ理由は、交通の便が良いこと、目の前に駐車場があること、静かで清潔なことだという。もう1つ、最終候補として悩んだ物件があったが、1階が飲食店のため雑然としており、臭いも激しく、医療機関としてはふさわしくないと判断したそうだ。

エレベーターを2階で降りると、白いブラインドで囲まれた、がらんどうの空間があらわれる。このフロアーが、将来の、日吉歯科だという。広さは160平方メートルだという。まだ工事前のためか、ずいぶんと広く見える。

「何もないから広いように見えますけど、ずいぶん狭いですよ。酒田と比べれば」

それは当然だろう。広さは、酒田の約7分の1だ。あれだけの規模をここで確保しようと思ったら、大変なことになる。こちらが質問しなくても、熊谷が、1人で解説を始める。東京に来ても、いつもと全然変わらないな、と、感心しながら聞く。

「ここには5台のチェアが並びます。治療用が2台、メインテナンス用が3台です。もちろん、全部個室です。スタッフは8名。うち、5名は歯科衛生士。診療所の経営は息子の直大に任せ、私は、酒田を続けます。あ、こちらは給湯室で」

話はなかなか終わらない。熊谷の胸の内が、ワクワクしているのがわかる。

「ちょっと見ていてくださいね」

熊谷が、フロアーのブラインドをすべて開ける。乾いた冬の日差しが差し込む。すぐ目の前には、イタリア街のおしゃれなビルが立ち並んでいる。ヨーロッパの風景画を見ているかのようだ。熊谷の診察室からみえる日本庭園も良かったが、スケールが違う。賃貸料金だけでも、決して小さな額ではないはずだ。

予防歯科が確立された酒田で、安定した人生を送ることもできただろうに。酒田にこだわってきた熊谷が、なぜ今、東京のど真ん中に進出するのか。なぜ、大金をつぎ込み、超一等地を選んだのか。勝算は、あるのか。

「日吉歯科は、メインテナンス中心の診療で、酒田市民の歯の健康を飛躍的に伸ばしたという実績がありますよね。その取り組みが、地方だけでなく、都会でもできるということを証明したいんですよ。東京の中心で成功して初めて、私が手掛けてきた予防医療は、歯科のスタンダードとしての意味を持つと思うんです。土地代や人件費が酒田とは違うので、冷静に見て、収支的には、かなり苦戦すると思います。もしかしたら、赤字続きで、単なるボランティアに終わるかもしれない。ですが、これこそが、私の、使命ですから」

歯科医療という分野で、数々の革命を成し遂げ、歯の健康を守ってきた男。その命を懸けた挑戦は、まだまだ続く。

あとがき

2016年1月の終わり、私が取材した熊谷のテレビ番組が放送された。ロケ撮影分に加えて、スタジオでの、司会者と熊谷のトークもあった。大量のカメラと照明に囲まれれば、普段は威勢のいい人も、カチコチに緊張する。しかし、熊谷は、まったく、いつも通りだった。熱い収録を終えて、タクシーの中に、並んで座った。熊谷がぽつりと、「いい番組だったなぁ」とつぶやいた。その一言で、4か月間の苦労も報われたような気がした。

さらに、いかにも熊谷らしい後日談がある。この番組は、東京などの大都市圏だけで放送するプログラムだった。つまり、日吉歯科の地元、山形では放送されない。熊谷はその点が残念でならないらしく、何度も相談されたが、一介のディレクターに過ぎない私に打つ手はなかった。すると、放送終了後、熊谷から連絡が入った。

「山形のローカル局の枠を、日吉歯科で買い取ったので、そこで放送することになったよ」

その言葉通り、本放送から約1か月後、山形でも同じ番組が放送された。翌日から、日吉歯科には、1つの変化が起こったという。

「メインテナンスの途中で来なくなっていた患者さんたちが、再び通い始めるようになったんですよ。番組を見て、行かなきゃ歯がやばいと思ったんでしょう」

この一件を通して、私が驚いたのは、さぼっていた患者たちが再び通うようになった事実ではない。歯に対する酒田市民の意識を今一度掘り起こすために、テレビ局の枠を買ってしまうという熊谷の発想力と、行動力だ。恥ずかしながら、業界に身を置く私にも、なかなか思いつかない。やはりこうでなければ、「予防歯科」をここまで推し進めることはできなかったと思う。


最後にもう1つ、別の後日談を紹介する。2016年4月1日、日吉歯科診療所汐留がオープンした。最初の2週間で、1年分の予約が埋まってしまったという。予想以上の大盛況だ。熊谷に、感想を聞いてみた。意外な答えが、帰ってきた。

「まったく知らないんですよ。様子を。一切関与していないから。スタッフは全員、徹底的に教育してあるから大丈夫。困ったことがあれば、相談には乗るけどね」

汐留を取り仕切るのは、熊谷の長男、直大さんだ。彼は、笑顔で語る。

「患者さんがみんな、声をそろえて言うんですよ。ずっと待っていましたって」

酒田と比べて、東京の患者に違いはあるか、聞いてみた。

「酒田の患者の口の中は、何てきれいなんだろうと実感しました。現地にいる時は、それが当たり前だと思い、気付かなかったんです。36年という、時間の重みを感じましたね。東京は、まだまだこれからという感じですね」

36年前、横浜から酒田に移った熊谷は、酒田市民の口の中の酷さに絶句した。直大さんは父親とは異なり、言い回しはソフトだが、その逆転現象が、今、起きているということだ。熊谷が酒田で歩んできた歴史が、東京で、繰り返される。こうして、予防歯科の遺伝子は、広がっていくのだろう。


この本で記した熊谷の取材は、本来、テレビ番組のために行ったものである。普通の歯科医師なら、3日も通えば、撮るものはなくなってしまうだろう。しかし、今回は、4か月という長期にわたった。その間、まったく自由に取材させていただいたこと、また、面白い要素が次々と湧き出てきたことなど、すべてが規格外であった。

しかしテレビは、時間的な制約などにより、取り上げられる要素がどうしても限られてくる。今回も、撮影はしたものの、割愛せざるを得なかった要素が数多くあった。それらも含めて本にまとめることで、熊谷崇と予防歯科について、改めて、多角的に肉付けできたことを、大変うれしく思う。

今回、映像の仕事を本業とする私に、執筆を強く勧めてくれたのは、株式会社メディアジャパンの宮崎敬士さんである。また、初めての執筆で不慣れな私を的確に導いてくださったのは、牧野出版の佐久間憲一さんと三浦かれんさんだ。巻末につけた全国の診療所のアンケートは、ＳＡＴ事務局の伊藤日出夫さんが、まとめてくださった。そのほか、今回の番組と本に携わった関係者の方々に、深くお礼を申し上げる。

なお、熊谷本人、妻のふじ子さん、長男の直大さんを除く、日吉歯科のスタッフ及び患者は、個人情報の保護の観点から、仮名とした。

また、「熊谷崇さん」については、本文中、敬称を省いて「熊谷」で通させてもらった。なぜか、「さん」が似合わない人なのである。

２０１６年夏　竹田晋也

巻末付録
①

日吉歯科診療所が患者に配布しているパンフレット

①診療内容のご案内
②メインテナンスのご案内
③小児歯科診療のご案内

日吉歯科診療所

HIYOSHI ORAL HEALTH CLINICS

診療内容のご案内

庄内地域に住む人々の
口腔内の健康状態を世界一にする。

WHO（世界保健機関）
口腔保健に関する国際目標

「口腔の健康を維持するのは自らの責任であり、痛くなってから歯科を受診するのではなく、日頃から注意を払い、口腔ケアを定期的に受ける事を目標とする。」

当院では「メディカル・トリートメント・モデル」をすべての患者さんに行っています。

提唱者
Bo Krasse 改変
イエテボリ大学名誉教授

歯科に医療の視点を!!

むし歯や歯周病をはじめ口腔内の疾患に対する治療を行う前に、
原因を突き詰め、原因を取り除くとともに
再発を防ぐための行動をとることが大切なのです。

私達はこの考えに基づき、

下の表のような流れ（メディカル・トリートメント・モデル）に
沿った診療を行っています。

メディカル・トリートメント・モデル

初診 → 説明1 → 初期治療 → 再評価1 → 治療 → 再評価2 → 説明2 → メインテナンス

- 初診・説明1：各種検査を行いお口全体の状況やリスクをしっかりと把握・記録します。
- 初期治療・再評価1：担当歯科衛生士がバイオフィルムを取り除き、お口の状態を治療可能な状態まで整えます。
- 治療：歯科医師が治療計画に基づいて治療を行います。
- 再評価2・説明2：ここまでで、どれだけ状態が改善したか確認し説明します。
- メインテナンス：改善されたお口の中をこれからもキープしていくためのメインテナンス期間に入ります。頻度については歯科医師・歯科衛生士と相談して決めていきます。

削ってつめての繰り返しは もう、おしまいにしませんか？

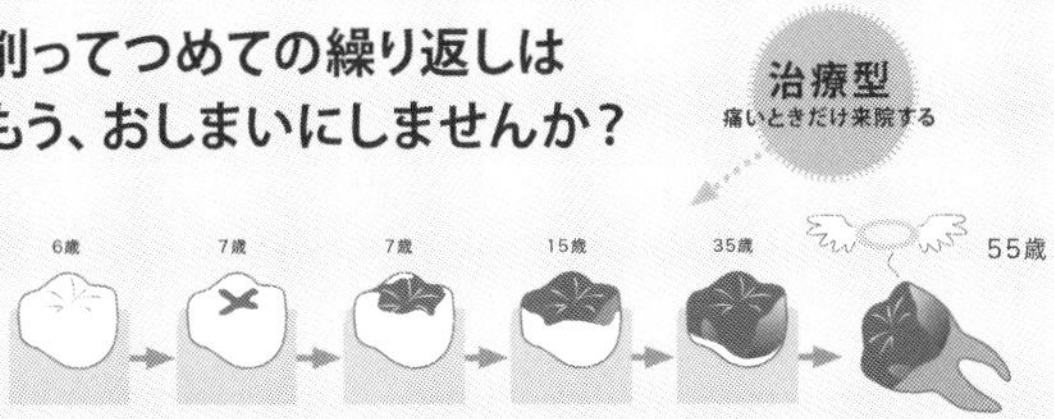

【永久歯の抜歯原因】

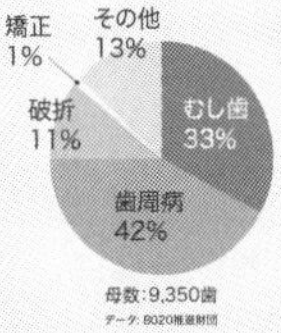

痛くなったら歯科医院に行き、治療する。
この繰り返しでは、いずれ歯はなくなってしまうこと、ご存知でしたか？
大切なのは、歯がなくなる原因に対してアプローチすることです。
つまり、むし歯と歯周病をどう防ぐのかがポイントになります。

むし歯と歯周病を防ぐためには？

ポイント①原因を除去する
むし歯と歯周病が発症しないように、細菌のかたまりである「バイオフィルム」の除去を行い、お口の中の環境を整えること。

ポイント②リスクを知る
患者さんひとりひとりの現状、むし歯・歯周病のなりやすさ（リスク）を理解していただくこと。

ポイント③継続的なケアを行う
患者さん自身が自分の歯に関心を持ち「自分の歯は自分で守っていく」という意識のもと、家庭でケアを行うこと。

口腔内写真撮影

お口の中を撮影する専用のカメラを用いて、初診時、再評価時、メインテナンス期間中（患者さんの状況をふまえて、3～5年ごと）に撮影します。

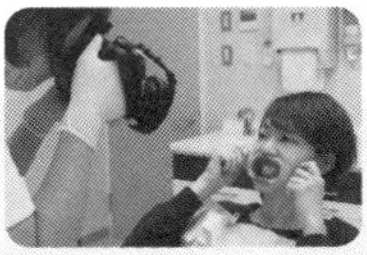

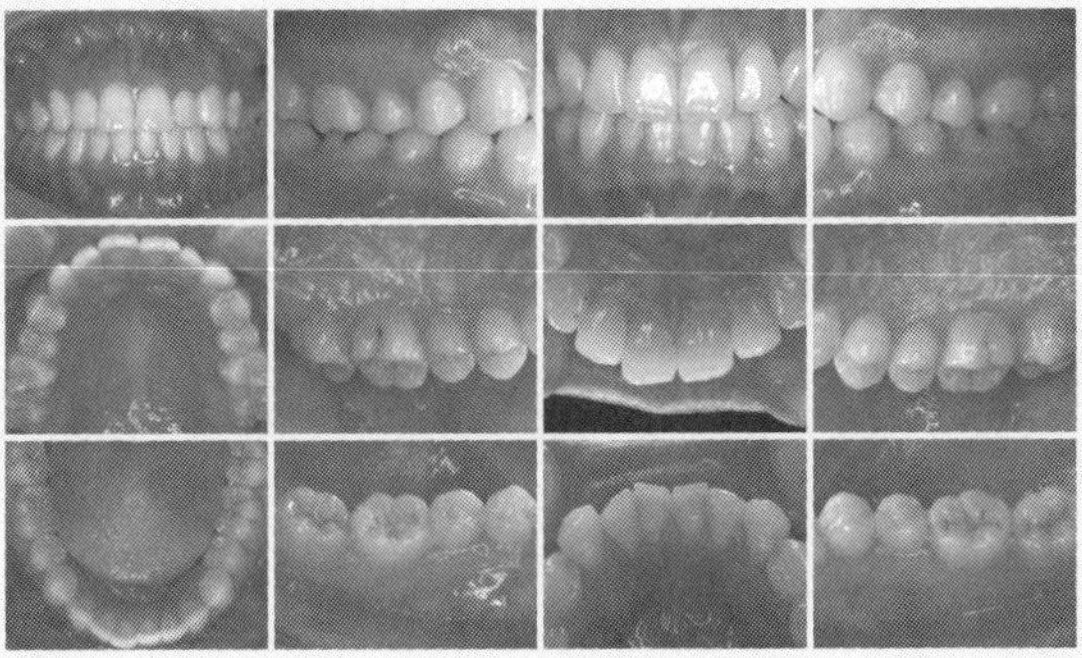

レントゲン写真撮影

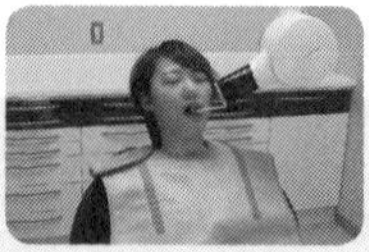

１本１本の歯の状態を確認し、診断を行うために定期的に撮影を行います。

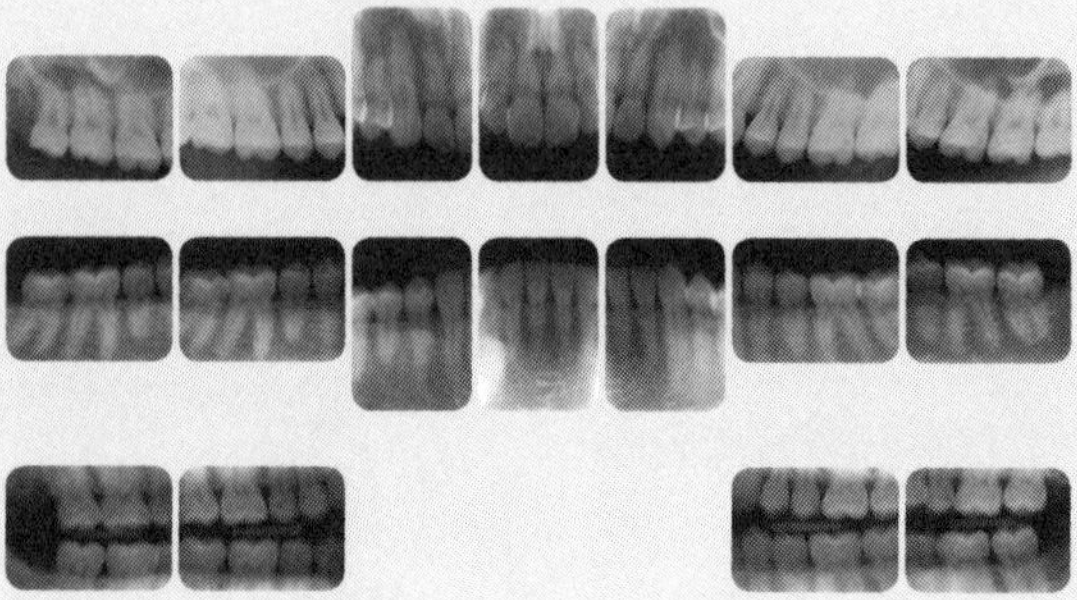

唾液検査＋カリオグラム

パラフィンワックスを一定時間咬んでいただき、唾液を採取・計量し専用の培養器でむし歯の原因菌（２種類）を培養します。この検査によって、むし歯の原因菌の数のレベルや、唾液の質と量などがわかります。さらに問診結果と唾液検査結果をカリオグラムというソフトに入力することで、「今後１年間にむし歯を避けられる可能性」がわかります。

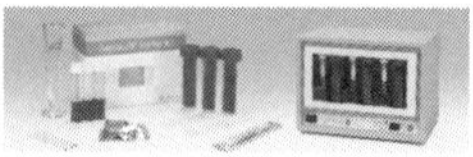

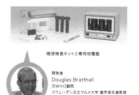

唾液検査キットと専用培養器

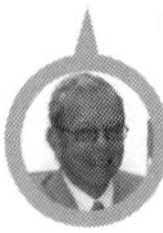

開発者
Douglas Bratthall
元WHO顧問
スウェーデン王立マルメ大学 歯学部名誉教授

【カリオグラム】

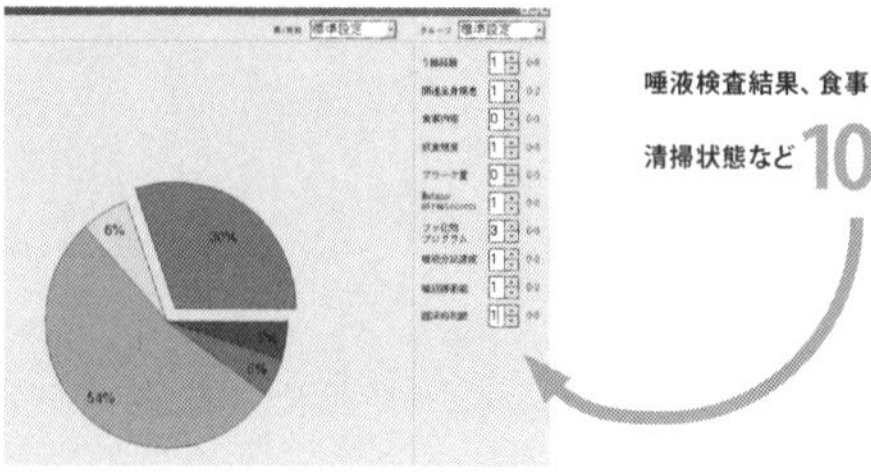

唾液検査結果、食事内容・頻度、清掃状態など10項目を入力します。

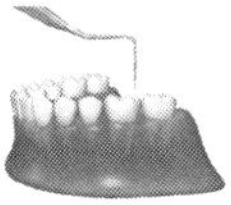

歯周組織検査＋OHIS

歯周組織検査

プローブという細い器具を用いて、１本ずつ歯の周りの歯肉に炎症や出血がないか、歯を支える骨の状態、歯に動揺がないかを調べ、歯周病進行度を確認します。

正しい計測には、熟練した歯科医師・歯科衛生士の技術が必要となります。

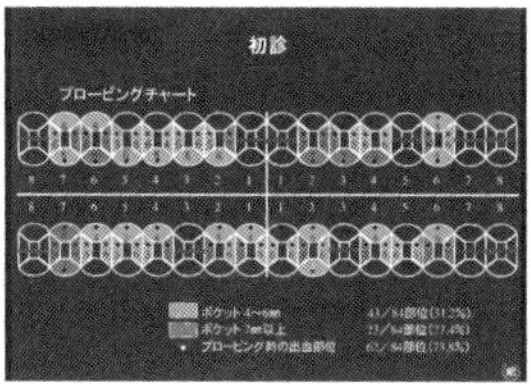

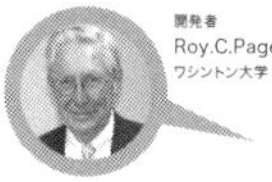

開発者
Roy.C.Page
ワシントン大学　医学部教授

【OHIS オー・エイチ・アイ・エスとは】
(Oral Health Information Suite)

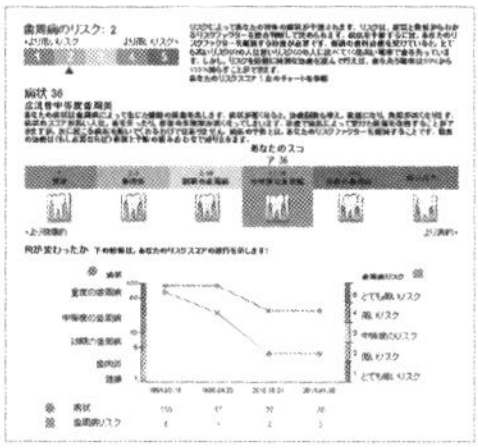

OHISはアメリカの歯周病専門医グループが中心となり、10年かけて開発した、歯周病のリスク評価ツールです。
歯周検査と問診で得た情報をOHISに入力し、インターネットで米国PREVISER社のデータベースに送信します。数秒～数分後、評価レポートがインターネット経由で返ってきます。蓄積され続ける膨大な疫学データをもとに構築した、世界基準のリスク評価を提供します。

日吉歯科診療所

HIYOSHI ORAL HEALTH CLINICS

メインテナンスのご案内

庄内地域に住む人々の
口腔内の健康状態を世界一にする。

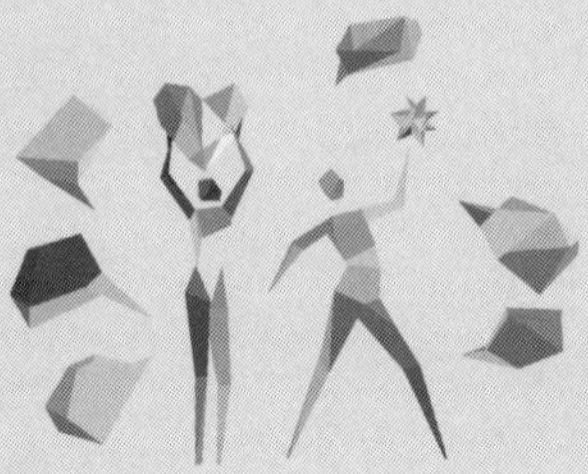

口腔の健康を守ること＝全身の健康を守ること

口腔の健康は全身にも大きな影響を与えていることが
さまざまな研究から明らかになってきました。
定期的なメインテナンスで口腔内を
健康にするとともに心も体も健康に。

定期メインテナンスの目的とは？

①
ホームケアの状態を確認し、
適切な指導を受ける

②
リスクやお口の状態（歯、歯肉、粘膜）の
変化を確認する

③
むし歯や歯周病の原因である
バイオフィルムを除去する

歯周病細菌の血管内への侵入

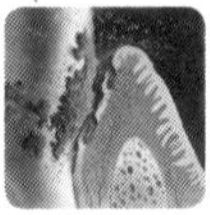

バイオフィルムとは…
細菌のかたまりで、むし歯と歯周病の原因です。
うがいをしたり、軽く磨く程度では取り除くことは難しく、きちんと除去するためには歯科医師や歯科衛生士による器械的な除去が最も効果があるとされています。

メインテナンスの効果

メインテナンスのたびにバイオフィルムを除去し、担当歯科衛生士からホームケアのチェック（口腔衛生指導）を受けることで、健康な歯や歯周組織を維持することができます。

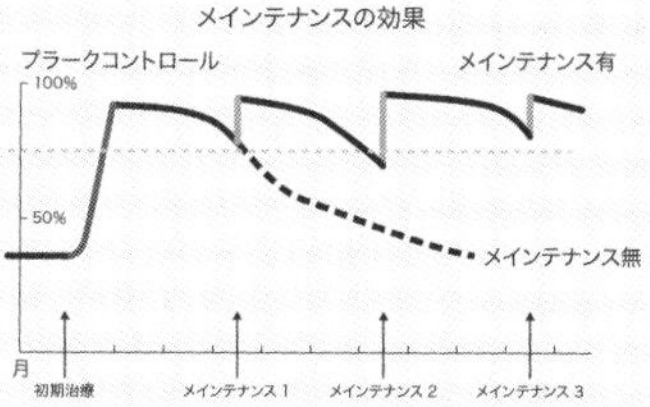

メインテナンスとホームケア

年に4回（3ヶ月ごと）にメインテナンスを受けていたとしても1年365日の内の4日でしかありません。メインテナンスで除去したバイオフィルムの定着を防ぐためにも残りの361/365日のホームケアが重要です。

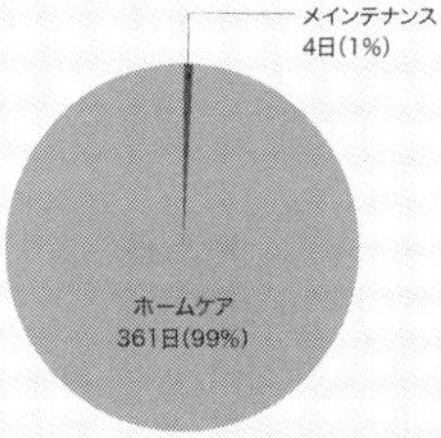

定期的なメインテナンスを行うことで治療した歯でも長持ちさせることができます。

日吉歯科診療所※に長期に通われている患者さんたち

※山形県酒田市開業

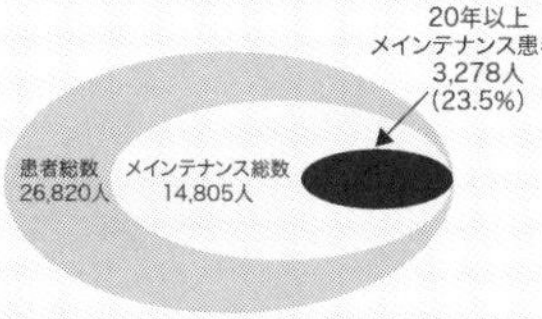

治療内容	日本の平均耐久年数	日吉歯科メンテナンス継続20年後の生存率※
クラウン	7.1年	95.9%
ブリッジ	8.1年	96.0%

注）耐久年数：治療を受けた歯が再治療になるまでの期間

※ Treatment history of teeth in relation to the longevity of the teeth and their restorations: Outcomes of teeth treated and maintained for 15 years Takanari Miyamoto, Takashi Kumagai 2007

たくさんの患者さんたちが長期に渡りメインテナンスを受けています。

「健康寿命を延ばす」

健康寿命とは、日常的に介護などを必要とせず、健康で自立した生活ができる期間を指す言葉です。病気になってから病院にいくのではなく「健康を自分で守っていく」という姿勢が大切です。

歯が健康な人ほど、元気で自立した生活ができるというデータもあります。

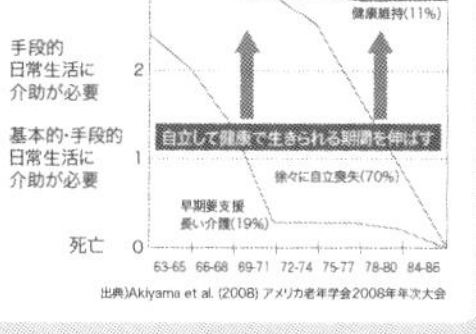

出典）Akiyama et al. (2008) アメリカ老年学会2008年年次大会

スタンダード・メインテナンス

むし歯と歯周病を予防するために必要なメインテナンスプログラムです。

1. 口腔内診査・歯周ポケット精密検査
2. ホームケアのチェック・指導
3. 超音波＋ハンドインスツルメントによるバイオフィルムの除去
4. PMTC（プロフェッショナル・メカニカル・トゥース・クリーニング）
5. 高濃度フッ素塗布
6. 歯科医師による口腔内全体のチェック（年１回かつリスクに応じて）

①
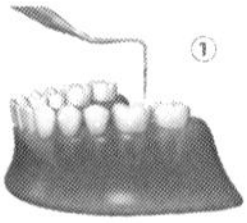

②
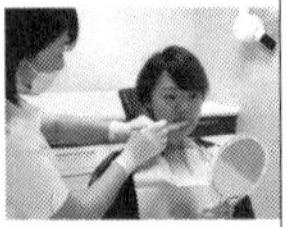

③
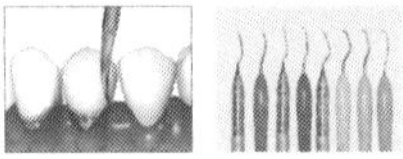

④
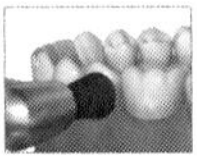

⑤
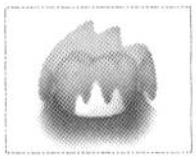

⑥
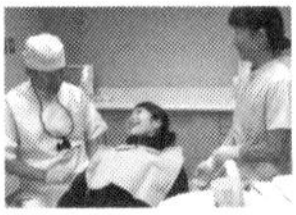

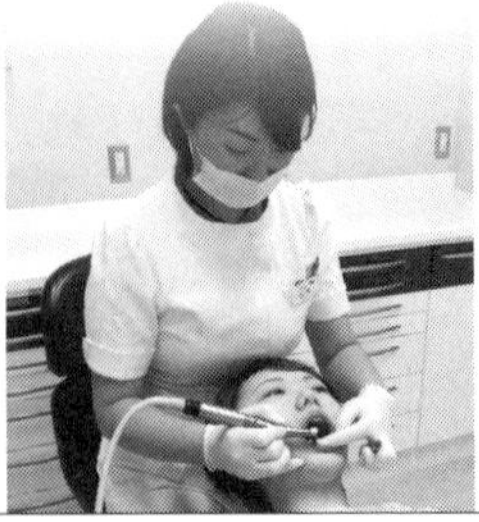

シンプル・メインテナンス

スタンダードメインテナンスを継続して受けている方で、ホームケアが悪い方を対象にしたホームケアの質を向上させるためのプログラムです。

1. ホームケアのチェック・指導
2. 超音波によるバイオフィルムの除去
3. フッ素塗布

①
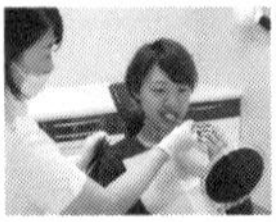

②
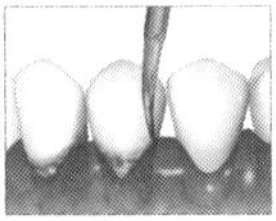

咬む力から歯を守るための装置（スプリント）

むし歯と歯周病が予防でき、歯が残ることによって、咬む力で歯や詰め物・被せ物が欠けたり、割れたりすることが予想されます。

主に就寝時のブラキシズム（歯ぎしり・食いしばり）により、歯に過剰な力が働きます。

咬む力から歯を守るために誰しもが必要な装置で、特に就寝時にブラキシズムの疑いのある方に使用を勧めております。

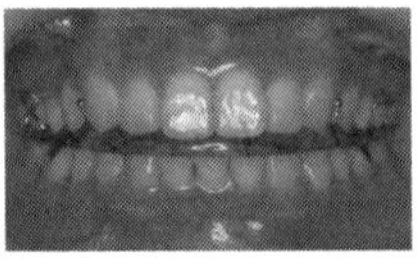

検査結果の記録・共有

検査時の記録をご自宅に持ち帰ることができ、いつでも振り返ったり、ご家族と共有することができます。

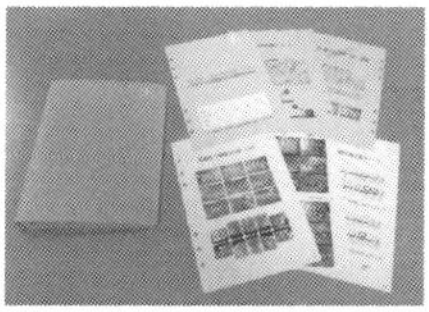

健康ファイル

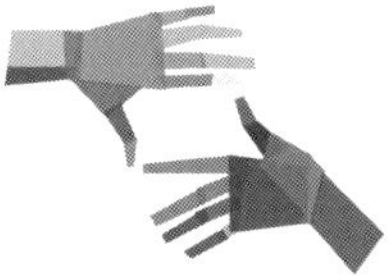

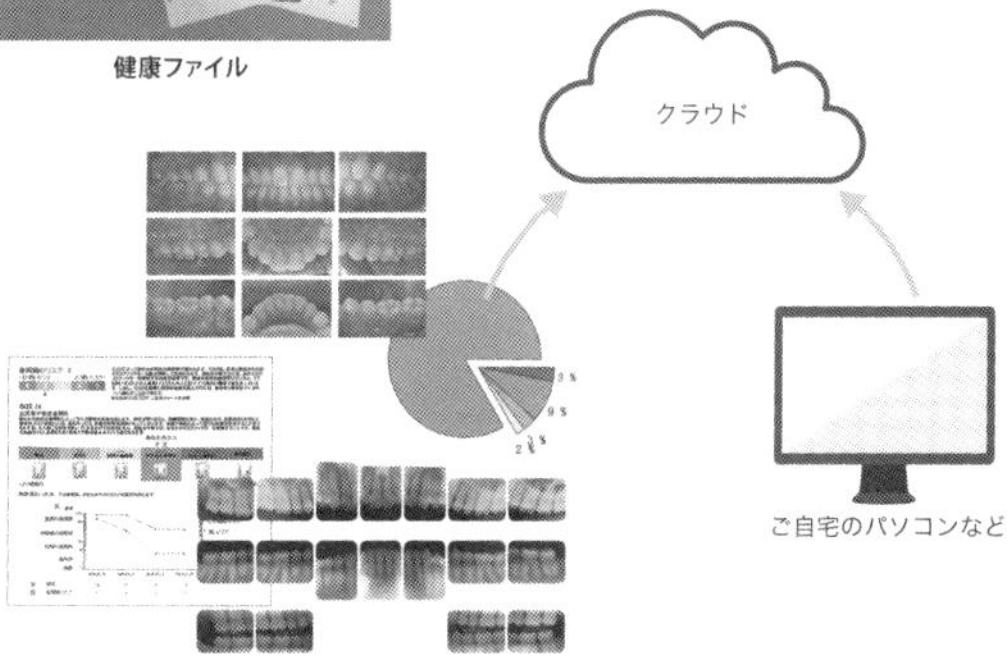

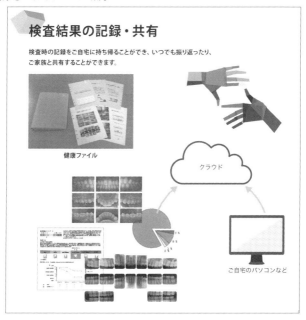

日吉歯科診療所
HIYOSHI ORAL HEALTH CLINICS

小児歯科診療のご案内

子ども達の健康できれいな歯を守り育てるために

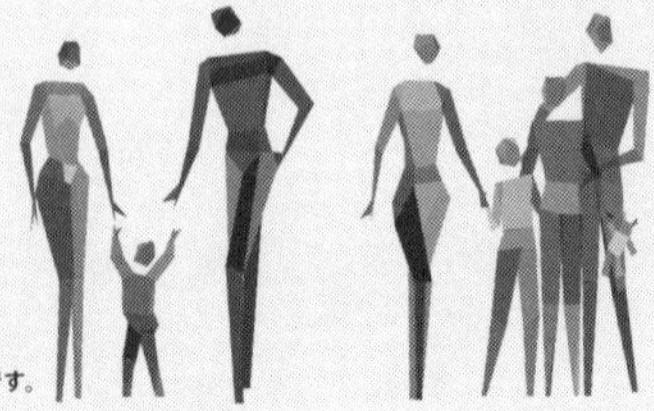

赤ちゃんのかわいい歯が
生えてくるのは生後6ヶ月前後です。

このきれいな歯をずっと守っていくには
どうしたら良いのでしょうか？

私たちは0歳から20歳までの成長期にある
子ども達のお口の中を総合的に
守り育てる歯科医療を提案します。

子どものころから歯科医院に通う価値とは

健康を育てる歯科医療

いくつになっても美味しくご飯を食べる、すてきな笑顔でお話をする…。
高齢になっても入れ歯に頼らない、健康なお口でいられるためのポイントは
0歳から20歳までの過ごし方にあります。

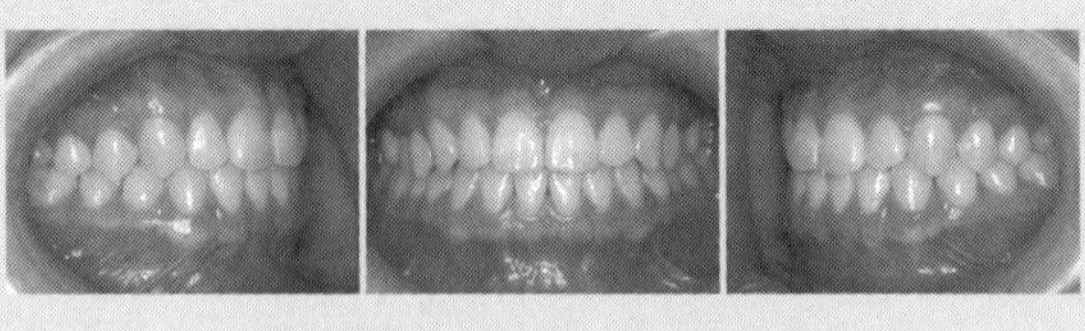

上のお口の写真は、当院に小さいころから通院し
20歳でむし歯ゼロを達成した患者さんの写真です。
このように健康できれいなお口であることは
何ものにも代えられない宝物をもっていることといえるでしょう。

しかし、実は0歳から20歳までは、むし歯や歯肉炎のリスクが高い（※下図）だけではなく、乳歯から永久歯への生え変わり、歯列の変化、骨格の成長など、一生のうちで変化の最も大きな時期です。

◎歯が溶けはじめる酸の強さ（pH）

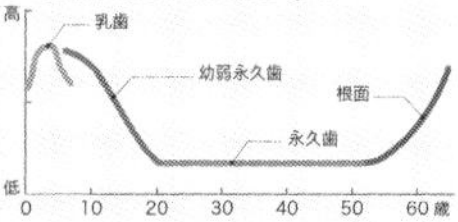

◎人の生涯におけるむし歯のリスク

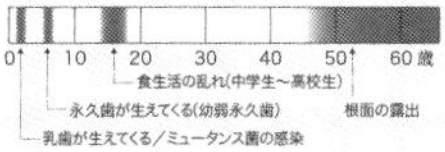

そのような難しい時期を、きめ細やかに長期にわたり対応することによって、もし問題が生じた場合でも、適切な時期に対処することで、できるだけ、将来に大きな問題を残さないようにすることができます。

未来を担う子ども達の健康なお口を守り育て、一生に渡り健康でいられるための基盤をつくる歯科医療を私たちは提案します。

この時期を上手に乗り越え、健康なお口を手に入れるためには？

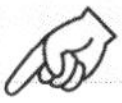

ポイント①
リスクを知る
検査を行い患者さんひとりひとりの現状、むし歯のなりやすさ（リスク）を理解していただくこと。

ポイント②
細菌をコントロールする
むし歯と歯肉炎の原因は、細菌のかたまりである、「バイオフィルム」。それらの除去を行い、お口の中の環境を整えること。

ポイント③
ホームケアの指導を受ける
年代に応じた適切なケアの指導を受け、フッ化物やフロスを取り入れたホームケアを毎日継続して行えるようになること。

ポイント④
継続的な成長観察
メインテナンス時にはお口の中や骨格の成長変化を確認し、適切な対応をしていくこと。

診療の流れ

成長を見守る医療を可能にするために、
私たちは以下のような流れで診療を行っています。

初診
各種検査を行いお口全体の状況やリスクをしっかりと把握・記録します。

説明1
歯科衛生士がバイオフィルムを取り除き、お口の状態を治療可能な状態まで整えます。初診で行った検査の結果について説明を行います。

治療
治療が必要な場合、歯科医師が治療計画に基づいて治療を行います。

説明2
ここまでで、どれだけ状態が改善したか確認し説明します。

メインテナンス
改善されたお口の中をこれからもキープしていくためのメインテナンス期間に入ります。頻度については歯科医師と相談して決めていきます。

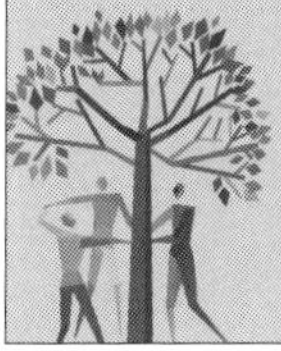

口腔内写真撮影

成人に比べ、変化が大きいため、子どもは初診時に加え、1年ごとにお口の中を撮影します。

治療前後の状態を記録・比較し、お口の変化、成長による変化を確認することができます。

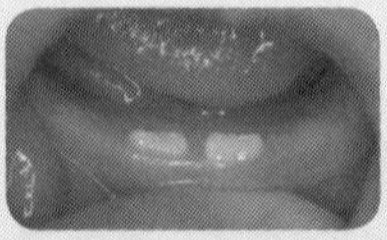

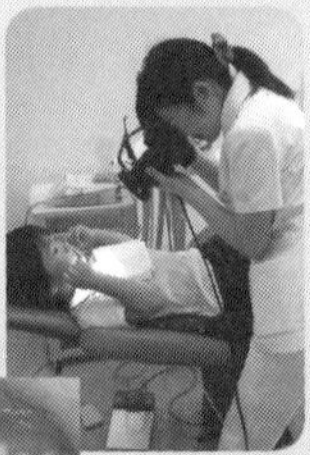

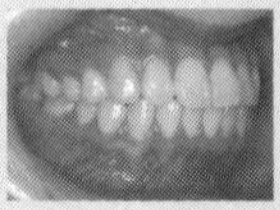

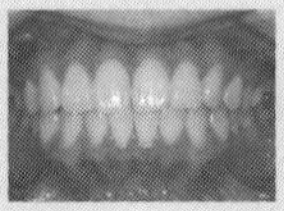

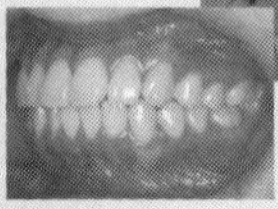

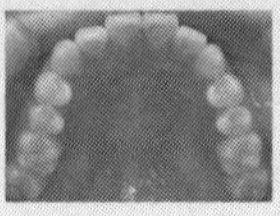

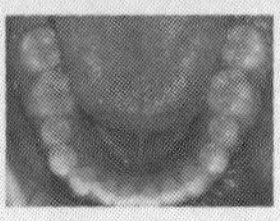

唾液検査＋カリオグラム＋う蝕レーダーチャート

パラフィンワックスを一定時間咬んでいただき、唾液を採取・計量し専用の培養器でむし歯の原因菌（２種類）を培養します。

この検査によって、むし歯の原因菌の数のレベルや、唾液の質と量などがわかります。

さらに問診結果と唾液検査結果をカリオグラムというソフトに入力することで、「今後１年間にむし歯を避けられる可能性」がわかりま

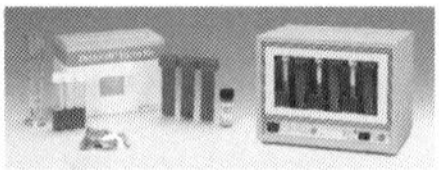

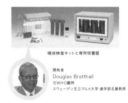

唾液検査キットと専用培養器

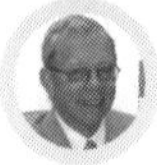

開発者
Douglas Bratthall
元WHO顧問
スウェーデン王立マルメ大学 歯学部名誉教授

【カリオグラム】

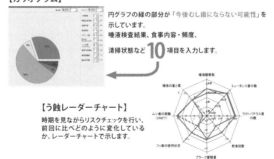

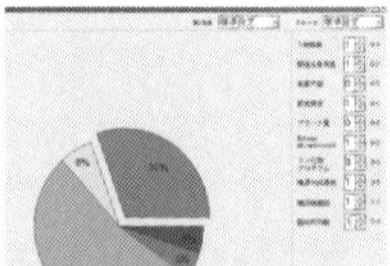

円グラフの緑の部分が「今後むし歯にならない可能性」を示しています。
唾液検査結果、食事内容・頻度、清掃状態など10項目を入力します。

【う蝕レーダーチャート】

時期を見ながらリスクチェックを行い、前回に比べどのように変化しているか、レーダーチャートで示します。

レントゲン写真撮影

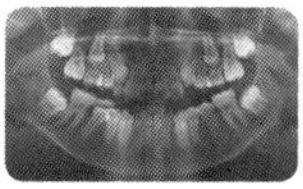

歯の生え変わりの様子を観察し、必要な場合は撮影を行い現在の様子を確認します（パノラマ写真）。場合によっては、他科の専門医と連携をとって治療を行うこともあります。

またリスクの高い時期に隠れたむし歯がないかどうか小さなレントゲン写真で確認します。

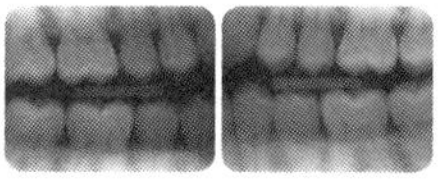

健康ノート

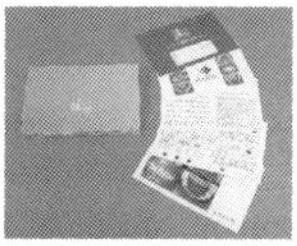

口腔内写真や、唾液検査の結果、メインテナンスの記録を記入します。より健康なお口を守るために、患者さんご自身の情報をよく理解していただくための「家庭用カルテ」です。

成長を見守る
子ども達のためのメインテナンス

①ホームケアのチェック・指導
②超音波+ハンドインスツルメントによるバイオフィルムの除去
③PMTC（プロフェッショナル・メカニカル・トゥース・クリーニング）で歯面を磨きます。
④高濃度フッ素塗布
⑤歯科医師による口腔内全体のチェック
⑥口腔内写真撮影（年1回）

※基本は上記の内容ですが、お子さんの治療の受け入れ具合に合わせて診療を行います。

巻末付録
②

Oral Physicianセミナー参加診療所へのアンケート結果

（2016年5月　SAT事務局調べ）

※各医院による1～5段階の自己評価です。

アンケート項目

① すべての患者に予防歯科を導入しているか
② 一人の患者を同じ医師と歯科衛生士が担当するか
③ 医師と歯科衛生士は個室を持っているか
④ 口の中が清潔になるまで応急処置以外の治療は行わないか
⑤ 規格性のある写真撮影ができるか（初診時・治療終了時・メインテナンス時）
⑥ 規格性のあるレントゲン撮影ができるか（初診時・治療終了時・メインテナンス時）
⑦ 唾液検査を行っているか
⑧ 紙媒体や富士通のクラウドシステムを使用して「健康ノート」などの診療記録を渡しているか
⑨ 患者セミナーを行っているか
⑩ メインテナンスは全額自費か

アンケート結果

- 診療所名
- 代表者名
- 住所
- 電話番号
- HPなど
- アンケートへの返答

(医)熊澤歯科クリニック

●熊澤龍一郎
●〒047-0032
北海道小樽市稲穂2丁目11番13号
●0134-32-1222
●http://www.kumazawa-dental.org

①5　②5　③5　④4
⑤5　⑥5　⑦3
⑧小児には自費で提供
⑨はい　⑩いいえ

(医)福田歯科医院

●福田健二
●〒040-0036
北海道函館市東雲町20-12
●0269-38-0401
●http://www.hakodate-dental.com/

①5　②5　③5　④5
⑤5　⑥5　⑦5
⑧オリジナル
⑨はい　⑩いいえ

FC24デンタルストア

●舘山佳季
●〒060-0032　北海道札幌市中央区北2条東4丁目 サッポロファクトリー2条館4階
●011-200-7111
●http://www.fc24.jp

①4　②4　③3　④5
⑤3　⑥5　⑦5
⑧オリジナル
⑨はい　⑩いいえ

医療法人エスプラス　すずき歯科クリニック

●鈴木淳一
●〒005-0804
北海道札幌市南区川沿4条3丁目3-3
●011-572-1177
●http://www.suzuki-dental.net/

①3　②4　③3　④4
⑤4　⑥4　⑦5
⑧日吉歯科診療所の「健康ノート」
⑨いいえ　⑩いいえ

---

①すべての患者に予防歯科を導入しているか　②一人の患者を同じ医師と歯科衛生士が担当するか　③医師と歯科衛生士は個室を持っているか　④口の中が清潔になるまで応急処置以外の治療は行わないか　⑤規格性のある写真撮影ができるか(初診時・治療終了時・メインテナンス時)

医療法人社団　鈴木歯科クリニック

●鈴木孝一
●〒078-8356
北海道旭川市東光16条6丁目1番20号
●0166-32-2221
●http://suzuki-shika-clinic.com/p

①4 ②5 ③2 ④4
⑤4 ⑥4 ⑦4
⑧オリジナル
⑨いいえ ⑩いいえ

官庁街歯科

●工藤淳一
●〒034-0082
青森県十和田市西二番町13-2
●0176-20-1718
●http://www.implant-center.jp

①5 ②5 ③5 ④5
⑤5 ⑥5 ⑦5
⑧オリジナル
⑨いいえ ⑩いいえ

医療法人百成会　ちば歯科医院

●千葉雅之
●〒023-0865
岩手県奥州市水沢区字桜屋敷420
●0197-51-1300
●http://www.iwate-chiba.com

①5 ②5 ③5 ④5
⑤5 ⑥5 ⑦4
⑧オリジナル
⑨はい ⑩いいえ

八森歯科医院

●八森 寛
●〒025-0016
岩手県花巻市高木19-34-7
●0198-24-0648
●http://hachimori.info

①5 ②5 ③5 ④5
⑤5 ⑥5 ⑦3
⑧オリジナル
⑨いいえ ⑩いいえ

⑥規格性のあるレントゲン撮影ができるか（初診時·治療終了時·メインテナンス時） ⑦唾液検査を行っているか ⑧紙媒体や富士通のクラウドシステムを使用して「健康ノート」などの診療記録を渡しているか ⑨患者セミナーを行っているか ⑩メインテナンスは全額自費か

グリーンヒルズ・デンタルクリニック

●佐藤長幸
●〒987-0601　宮城県登米市中田町石森字加賀野2-28-5
●0220-44-4611
●http://www.greenhills-dc.org/

①5　②5　③5　④5
⑤5　⑥5　⑦5
⑧オリジナル
⑨いいえ　⑩いいえ

ひまわりデンタルクリニック

●小川匡仁
●〒983-0841
宮城県仙台市宮城野区原町2丁目2-13-1
●022-353-7631
●http://www.sendai-himawari.jp

①5　②5　③3　④3
⑤4　⑥4　⑦5
⑧オリジナル
⑨いいえ　⑩いいえ

伊藤矯正歯科クリニック

●伊藤智恵
●〒980-0011
宮城県仙台市青葉区上杉1-7-25
●022-213-8541

①5　②5　③5　④5
⑤5　⑥5　⑦5
⑧日吉歯科診療所の「健康ノート」
⑨いいえ　⑩はい

医療法人わかみ歯科クリニック

●小玉尚伸
●〒010-0422
秋田県男鹿市角間崎字百目木48-1
●0185-46-2828
●http://www.wakami-dental.jp

①5　②5　③5　④4
⑤5　⑥5　⑦5
⑧オリジナル
⑨いいえ　⑩いいえ

---

①すべての患者に予防歯科を導入しているか　②一人の患者を同じ医師と歯科衛生士が担当するか　③医師と歯科衛生士は個室を持っているか　④口の中が清潔になるまで応急処置以外の治療は行わないか　⑤規格性のある写真撮影ができるか（初診時・治療終了時・メインテナンス時）

柴田歯科医院

●柴田貞彦
●〒012-1100
秋田県雄勝郡羽後町字川原田31
●0183-62-5001
●http://www.shibata-dental.org/

①5　②5　③5　④5
⑤5　⑥5　⑦5
⑧オリジナル
⑨はい　⑩いいえ

(医)佐々木歯科医院

●佐々木英夫
●〒990-2313
山形県山形市松原137-13
●023-688-8148
●sasaki-iiha.com

①5　②5　③5　④5
⑤5　⑥5　⑦5
⑧日吉歯科診療所の「健康ノート」
⑨はい　⑩いいえ

太田歯科医院

●太田貴志
●〒990-2462
山形県山形市深町二丁目4-14-2
●023-644-8686

①4　②5　③4　④4
⑤5　⑥5　⑦5
⑧日吉歯科診療所の「健康ノート」、オリジナル
⑨いいえ　⑩いいえ

緑町斎藤歯科医院

●齋藤直之
●〒990-0041
山形県山形市緑町2-12-45
●023-622-0303
●https://www.facebook.com/midorichoSDC/

①5　②5　③5　④5
⑤5　⑥5　⑦5
⑧オリジナル
⑨いいえ　⑩いいえ

---

⑥規格性のあるレントゲン撮影ができるか(初診時·治療終了時·メインテナンス時)　⑦唾液検査を行っているか　⑧紙媒体や富士通のクラウドシステムを使用して「健康ノート」などの診療記録を渡しているか　⑨患者セミナーを行っているか　⑩メインテナンスは全額自費か

森宿歯科医院

●佐藤克典
●〒962-0001
福島県須賀川市森宿字御膳田38-16
●0248-76-7767
●http://www.morijyukushika.com/

①4 ②4 ③5 ④3
⑤4 ⑥4 ⑦2
⑧日吉歯科診療所の「健康ノート」、オリジナル
⑨いいえ ⑩いいえ

医療法人社団　佑文会　つくばヘルスケア歯科クリニック

●千ヶ崎乙文
●〒305-0834
茨城県つくば市手代木1925-4
●029-860-8100
●http://www.caredental.org

①5 ②5 ③5 ④4
⑤5 ⑥5 ⑦5
⑧オリジナル
⑨いいえ ⑩いいえ

オカダ　デンタル　オフィス

●岡田 淳
●〒321-0151
栃木県宇都宮市西川田町805-6
●028-612-6481
●http://okada-do.jp

①5 ②5 ③5 ④5
⑤5 ⑥5 ⑦5
⑧オリジナル
⑨現在は小児対象に限定
⑩ -

チョコレート歯科医院

●加藤大明
●〒322-0027
栃木県鹿沼市貝島町501-5
●0289-74-7270
●http://www.chocolatedentalclinic.com

①5 ②5 ③5 ④5
⑤5 ⑥5 ⑦5
⑧オリジナル
⑨はい ⑩はい

---

① すべての患者に予防歯科を導入しているか　② 一人の患者を同じ医師と歯科衛生士が担当するか　③ 医師と歯科衛生士は個室を持っているか　④ 口の中が清潔になるまで応急処置以外の治療は行わないか　⑤ 規格性のある写真撮影ができるか（初診時・治療終了時・メインテナンス時）

早乙女歯科医院

●早乙女雅彦
●〒328-0111
栃木県栃木市都賀町家中2408
●0282-27-3737
●http://www.saotome-dental.com/

①5 ②5 ③5 ④4
⑤4 ⑥4 ⑦5
⑧オリジナル
⑨はい ⑩いいえ

医療法人 温歯会 さいとう歯科・矯正歯科医院

●齋藤琢也
●〒379-2222
群馬県伊勢崎市田部井町1-945-1
●0270-62-0015
●http://www.saito-doc.com

①4 ②4 ③1 ④4
⑤5 ⑥5 ⑦5
⑧ファイルはしていないが患者さんに渡している。
⑨いいえ ⑩いいえ

あすなろ・デンタルケア

●金谷宏樹
●〒341-0044
埼玉県三郷市戸ヶ崎2-243
●048-956-8119
●asunaro-dental-care.com

①5 ②3 ③4 ④5
⑤4 ⑥4 ⑦5
⑧オリジナル
⑨いいえ ⑩はい

ホワイト歯科

●遠藤純聡
●〒362-0016
埼玉県上尾市原新町19-4-101
●048-774-7429
●http://whitedc.info/index.html

①5 ②4 ③3 ④5
⑤4 ⑥5 ⑦5
⑧オリジナル
⑨いいえ ⑩いいえ

---

⑥規格性のあるレントゲン撮影ができるか（初診時・治療終了時・メインテナンス時） ⑦唾液検査を行っているか ⑧紙媒体や富士通のクラウドシステムを使用して「健康ノート」などの診療記録を渡しているか ⑨患者セミナーを行っているか ⑩メインテナンスは全額自費か

医療法人恵仁会関根歯科医院

●関根 聡
●〒364-0033
埼玉県北本市本町3-84
●048-592-0540
●http://www.sekine-dc.jp/

①4 ②5 ③4 ④4
⑤5 ⑥5 ⑦4
⑧オリジナル
⑨はい ⑩いいえ

坂田歯科医院

●坂田俊夫
●〒331-0047
埼玉県さいたま市西区指扇1751
●048-622-3456
●http://www.sakatashika.jp

①5 ②5 ③3 ④5
⑤5 ⑥5 ⑦5
⑧オリジナル
⑨いいえ ⑩いいえ

中央歯科クリニック

●奥富史郎
●〒351-0006
埼玉県朝霞市仲町2-2-38
●048-464-2708
●http://www.chuo-dc.net/

①4 ②5 ③5 ④4
⑤5 ⑥5 ⑦5
⑧オリジナル
⑨いいえ ⑩いいえ

歯列矯正よしだ歯科

●石川 健
●〒270-1151
千葉県我孫子市本町1-2-3 青木ビル2F
●04-7184-2310
●http://ortho-yoshida.com

①5 ②5 ③5 ④5
⑤4 ⑥5 ⑦5
⑧オリジナル
⑨はい ⑩いいえ

---

①すべての患者に予防歯科を導入しているか ②一人の患者を同じ医師と歯科衛生士が担当するか ③医師と歯科衛生士は個室を持っているか ④口の中が清潔になるまで応急処置以外の治療は行わないか ⑤規格性のある写真撮影ができるか(初診時・治療終了時・メインテナンス時)

藤田歯科医院

●藤田 裕
●〒272-0114
千葉県市川市塩焼3-1-3-102
●047-396-4680
●http://www.fujitadental.com

①5 ②5 ③5 ④4
⑤5 ⑥5 ⑦5
⑧オリジナル
⑨いいえ ⑩いいえ

OPひるま歯科矯正歯科

●書間康明
●〒190-0012
東京都立川市曙町1-361 曙第3ビル2F
●042-526-3376
●http://www.hiruma.or.jp

①5 ②5 ③5 ④5
⑤5 ⑥5 ⑦5
⑧オリジナル
⑨いいえ ⑩はい

アップルデンタルセンター

●畑 慎太郎
●〒202-0021 東京都西東京市東伏見
3-4-1 東伏見STEP22
●042-451-6226
●http://www.apple-dental-center.com/

①5 ②5 ③5 ④5
⑤5 ⑥5 ⑦5
⑧オリジナル
⑨はい ⑩はい

医療法人社団 しおん緑山会 古市歯科医院

●古市彰吾
●〒100-6125 東京都千代田区永田町
2-11-1 山王パークタワー2514
●03-5501-3205
●http://www.furuichi-dental.com

①5 ②5 ③5 ④5
⑤4 ⑥5 ⑦5
⑧オリジナル
⑨いいえ ⑩いいえ

---

⑥規格性のあるレントゲン撮影ができるか（初診時･治療終了時･メインテナンス時） ⑦唾液検査を行っているか ⑧紙媒体や富士通のクラウドシステムを使用して「健康ノート」などの診療記録を渡しているか ⑨患者セミナーを行っているか ⑩メインテナンスは全額自費か

医療法人社団　誠涼会　レミントン歯科

●高橋周一
●〒180-0006　東京都武蔵野市中町
2-1-15-103 クリオレミントンハウス武蔵野
●0422-36-1491
●http://remington-shika.jp

①4　②5　③5　④3
⑤5　⑥5　⑦5
⑧オリジナル
⑨はい　⑩いいえ

医療法人社団永福 やまねセンター歯科

●山根延仁
●〒173-0005　東京都板橋区仲宿59-14
メゾンドルフ小松屋1階
●03-3964-3411
●http://www.yamane-dental.com

①4　②4　③3　④4
⑤4　⑥4　⑦5
⑧オリジナル
⑨はい　⑩いいえ

岩田有弘歯科医院

●岩田有弘
●〒103-0011　東京都中央区日本橋大伝馬町2-8　BROS.大伝馬5階
●03-6206-2655
●http://www.haha-nukuna.com/

①5　②5　③3　④3
⑤5　⑥5　⑦5
⑧オリジナル
⑨いいえ　⑩はい

久保歯科医院

●久保和彦
●〒111-0021
東京都台東区日本堤1-8-1
●03-3872-1254
●yoshiwaraomon-kuboshika.com/

①5　②3　③1　④4
⑤5　⑥5　⑦5
⑧オリジナル
⑨いいえ　⑩いいえ

---

①すべての患者に予防歯科を導入しているか　②一人の患者を同じ医師と歯科衛生士が担当するか　③医師と歯科衛生士は個室を持っているか　④口の中が清潔になるまで応急処置以外の治療は行わないか　⑤規格性のある写真撮影ができるか（初診時・治療終了時・メインテナンス時）

自由が丘　かなざわ歯科医院

●金澤啓司
●〒158-0083　東京都世田谷区奥沢
5-24-1 リベルテドゥ2F
●03-3718-1367

①4　②5　③5　④5
⑤5　⑥5　⑦0
⑧オリジナル
⑨いいえ　⑩はい

川勝歯科医院

●田中紀子
●〒167-0051
東京都杉並区荻窪5-18-17
●03-3391-4585
●http://www.kawakatsu-dental.com

①4　②5　③3　④4
⑤4　⑥4　⑦5
⑧渡していない
⑨いいえ　⑩はい

大山歯科クリニック

●大山貴司
●〒104-0061　東京都中央区銀座6-14-5　銀座ホウライビル2階
●03-3545-7811
●http://www.ginza-lohas-dental.jp

①3　②5　③3　④3
⑤4　⑥4　⑦5
⑧渡していない
⑨いいえ　⑩ -

日本橋すこやか歯科

●大島拓也
●〒103-0014
東京都中央区日本橋蛎殻町1-6-3 1階
●03-5695-0955
●http://oshima-dentalclinic.jp/

①5　②5　③5　④5
⑤5　⑥5　⑦5
⑧オリジナル
⑨いいえ　⑩いいえ

⑥規格性のあるレントゲン撮影ができるか（初診時・治療終了時・メインテナンス時）　⑦唾液検査を行っているか　⑧紙媒体や富士通のクラウドシステムを使用して「健康ノート」などの診療記録を渡しているか　⑨患者セミナーを行っているか　⑩メインテナンスは全額自費か

百瀬歯科医院

●百瀬文弥
●〒198-0022
東京都青梅市藤橋2-560-44
●0428-31-5006
●http://www.momose-shika.com

①3　②5　③2　④3
⑤4　⑥2　⑦5
⑧渡していない
⑨いいえ　⑩いいえ

目白ヶ丘デンタルクリニック・矯正歯科

●藤澤幸三郎
●〒161-0033
東京都新宿区下落合3-16-17-202
●03-3954-2580
●http://mejiro-dental.jp/

①5　②5　③5　④3
⑤5　⑥5　⑦5
⑧渡していない
⑨いいえ　⑩いいえ

五條歯科医院

●五條和郎
●〒236-0042
神奈川県横浜市金沢区釜利谷東6-21-1
●045-791-0118
●http://www.gojodental.com/

①4　②4　③4　④4
⑤4　⑥4　⑦4
⑧オリジナル
⑨いいえ　⑩はい

太洋デンタルクリニック

●蕭 敬意
●〒231-0031　神奈川県横浜市中区万代町1-2-7 大洋ビル
●045-680-1722
●http://www.taiyo-dc.com

①4　②2　③1　④4
⑤4　⑥4　⑦3
⑧オリジナル
⑨はい　⑩いいえ

---

①すべての患者に予防歯科を導入しているか　②一人の患者を同じ医師と歯科衛生士が担当するか　③医師と歯科衛生士は個室を持っているか　④口の中が清潔になるまで応急処置以外の治療は行わないか　⑤規格性のある写真撮影ができるか（初診時・治療終了時・メインテナンス時）

きたしろ歯科診療所

●金谷史夫
●〒943-0825
新潟県上越市東本町5-2-59
●025-526-8118
●http://www.kitashiro-dental-office.com/

①5 ②5 ③5 ④5
⑤5 ⑥5 ⑦3
⑧日吉歯科診療所の「健康ノート」
⑨はい ⑩いいえ

ダイセー歯科クリニック

●竹内 正
●〒950-1214
新潟県新潟市南区上下諏訪木126-1
●025-373-3883
●http://www.daise-shika.com/

①5 ②5 ③5 ④5
⑤5 ⑥5 ⑦5
⑧オリジナル、渡していない
⑨はい ⑩いいえ

新堂歯科診療所

●佐々木英富
●〒938-0000
富山県富山黒部市新堂53-2
●0765-52-5511

①5 ②5 ③5 ④4
⑤5 ⑥5 ⑦5
⑧日吉歯科診療所の「健康ノート」
⑨はい ⑩いいえ

となみ野歯科診療所

●菅野 宏
●〒939-1345
富山県砺波市林837
●0763-33-4788

①5 ②5 ③5 ④4
⑤5 ⑥5 ⑦4
⑧渡していない
⑨いいえ ⑩いいえ

---

⑥規格性のあるレントゲン撮影ができるか（初診時・治療終了時・メインテナンス時） ⑦唾液検査を行っているか ⑧紙媒体や富士通のクラウドシステムを使用して「健康ノート」などの診療記録を渡しているか ⑨患者セミナーを行っているか ⑩メインテナンスは全額自費か

丸の内歯科医院

●永森 司
●〒930-0088
富山県富山市諏訪川原3-3-11
●076-423-7471
●http://418support.net

①5 ②5 ③2 ④5
⑤5 ⑥5 ⑦5
⑧渡していない
⑨いいえ ⑩いいえ

白石歯科クリニック

●白石大祐
●〒921-8033
石川県金沢市寺町3-13-19
●076-241-0349

①4 ②5 ③3 ④5
⑤4 ⑥5 ⑦5
⑧オリジナル
⑨はい ⑩いいえ

M,デンタルクリニック松野歯科

●松野英幸
●〒400-0124
山梨県甲斐市中下条249-1
●055-277-3131
●http://www.m-mtm.jp

①5 ②5 ③5 ④5
⑤5 ⑥5 ⑦5
⑧オリジナル
⑨はい ⑩はい

医療法人親江会 江間歯科医院

●江間誠二
●〒400-0858
山梨県甲府市相生1-6-1
●055-226-5582
●www.emasika.jp/

①5 ②5 ③5 ④5
⑤5 ⑥5 ⑦5
⑧オリジナル
⑨はい ⑩はい

---

①すべての患者に予防歯科を導入しているか ②一人の患者を同じ医師と歯科衛生士が担当するか ③医師と歯科衛生士は個室を持っているか ④口の中が清潔になるまで応急処置以外の治療は行わないか ⑤規格性のある写真撮影ができるか（初診時･治療終了時･メインテナンス時）

さつき歯科医院

●小口道生
●〒393-0034
長野県諏訪郡下諏訪町高浜6178-1
●0266-27-5858
●http://www.satsuki-shika.com/

①5 ②5 ③5 ④4
⑤5 ⑥5 ⑦4
⑧日吉歯科診療所の「健康ノート」
⑨はい ⑩いいえ

延徳歯科医院

●仲川隆之
●〒383-0035
長野県中野市篠井77-5
●0269-38-0401
●http://entokudentalclinic.sharepoint.com

①5 ②5 ③5 ④5
⑤5 ⑥5 ⑦5
⑧日吉歯科診療所の「健康ノート」
⑨いいえ ⑩いいえ

うずら歯科医院

●清水浩一
●〒500-8281
岐阜県岐阜市東鶉5丁目44番地1
●058-275-1175

①1 ②4 ③0 ④4
⑤5 ⑥5 ⑦1
⑧渡していない
⑨いいえ ⑩いいえ

松原歯科クリニック

●松原充直
●〒502-0849
岐阜県岐阜市栄新町1-12
●058-231-5151
●http://www.matsubara-dc.jp/

①4 ②4 ③4 ④4
⑤5 ⑥5 ⑦3
⑧渡していない
⑨いいえ ⑩いいえ

---

⑥規格性のあるレントゲン撮影ができるか（初診時･治療終了時･メインテナンス時） ⑦唾液検査を行っているか ⑧紙媒体や富士通のクラウドシステムを使用して「健康ノート」などの診療記録を渡しているか ⑨患者セミナーを行っているか ⑩メインテナンスは全額自費か

金子デンタルクリニック

●金子和敬
●〒433-8108
静岡県浜松市北区根洗町566
●053-415-8211

①4　②4　③4　④5
⑤4　⑥4　⑦4
⑧渡していない
⑨いいえ　⑩いいえ

市野歯科医院

●市野孝昌
●〒438-0078
静岡県磐田市中泉4-6-14
●0538-37-0648
●https://www.facebook.com/ichinoshika/?pnref=lhc

①5　②5　③5　④5
⑤5　⑥5　⑦5
⑧オリジナル
⑨いいえ　⑩いいえ

いのうえ歯科クリニック

●井上貴詞
●〒477-0032
愛知県東海市加木屋町2-224-1
●0562-85-3850
●http://inoue-teeth.com

①4　②5　③5　④4
⑤4　⑥4　⑦5
⑧カリオグラム、レーダーチャート配布
⑨いいえ　⑩いいえ

いまえだ歯科

●今枝常晃
●〒491-0052
愛知県一宮市今伊勢町新神戸字乾24
●0586-73-8500
●http://imaeda-dentalclinic.com

①5　②5　③5　④4
⑤5　⑥5　⑦5
⑧オリジナル
⑨はい　⑩いいえ

①すべての患者に予防歯科を導入しているか　②一人の患者を同じ医師と歯科衛生士が担当するか　③医師と歯科衛生士は個室を持っているか　④口の中が清潔になるまで応急処置以外の治療は行わないか　⑤規格性のある写真撮影ができるか（初診時·治療終了時·メインテナンス時）

オリオン歯科

●木村将之
●〒488-0861
愛知県尾張旭市城前町1-11-18
●0561-76-0018
●http://www.orion-shika.jpcom/

①5 ②5 ③5 ④5
⑤4 ⑥4 ⑦5
⑧オリジナル
⑨はい ⑩はい

ササキデンタルクリニック

●佐々木成高
●〒485-0804
愛知県小牧市池之内妙堂3421-5
●0568-78-1288
●www.sasaden55.com

①4 ②4 ③2 ④3
⑤4 ⑥5 ⑦5
⑧オリジナル
⑨はい ⑩いいえ

藤江歯科医院

●藤江 晋
●〒472-0011
愛知県知立市昭和4-19-1
●0566-83-0016

①5 ②5 ③0 ④5
⑤4 ⑥4 ⑦5
⑧オリジナル
⑨いいえ ⑩いいえ

おおくぼ歯科クリニック

●大久保恵子
●〒606-0864
京都府京都市左京区下鴨高木町39-3
●075-707-2055
●http://www.okubodental.com

①5 ②5 ③4 ④5
⑤5 ⑥5 ⑦5
⑧オリジナル
⑨はい ⑩はい

---

⑥規格性のあるレントゲン撮影ができるか（初診時・治療終了時・メインテナンス時） ⑦唾液検査を行っているか ⑧紙媒体や富士通のクラウドシステムを使用して「健康ノート」などの診療記録を渡しているか ⑨患者セミナーを行っているか ⑩メインテナンスは全額自費か

真田山歯科

●森下陽介
●〒543-0013　大阪府大阪市天王寺区玉造本町9-1 フォレスト真田山1階
●06-6710-4184
●http://www.sanadayamashika.jp

①4　②5　③5　④5
⑤5　⑥5　⑦5
⑧オリジナル
⑨いいえ　⑩いいえ

平井歯科医院

●平井克明
●〒558-0054
大阪府大阪市住吉区帝塚山東3-3-19
●06-6671-3824
●http://hiraishika.web.fc2.com

①4　②4　③4　④4
⑤4　⑥4　⑦4
⑧日吉歯科診療所の「健康ノート」
⑨はい　⑩いいえ

あかまつ歯科クリニック

●赤松佑紀
●〒655-0051　兵庫県神戸市垂水区舞多聞西1丁目27-19
●078-754-6174
●http://akamatsu-dental.jp

①4　②5　③5　④4
⑤4　⑥4　⑦5
⑧オリジナル
⑨いいえ　⑩いいえ

ふじい歯科

●藤井克則
●〒666-0121
兵庫県川西市平野3-18-27
●072-790-1101
●http://www.fujii-shika.net/

①2　②4　③2　④2
⑤3　⑥4　⑦5
⑧渡していない
⑨はい　⑩いいえ

---

①すべての患者に予防歯科を導入しているか　②一人の患者を同じ医師と歯科衛生士が担当するか　③医師と歯科衛生士は個室を持っているか　④口の中が清潔になるまで応急処置以外の治療は行わないか　⑤規格性のある写真撮影ができるか（初診時·治療終了時·メインテナンス時）

井上歯科クリニック

●井上修一
●〒677-0054
兵庫県西脇市野村町433-2
●0795-23-3073
●http://inouesika.jp/

①3 ②5 ③3 ④3
⑤3 ⑥3 ⑦3
⑧渡していない
⑨いいえ ⑩いいえ

グリーン歯科クリニック

●松本ゆみ
●〒710-8560
岡山県倉敷市水江1
●086-430-5188
●http://www.green-dc.com

①5 ②5 ③2 ④5
⑤5 ⑥5 ⑦5
⑧オリジナル
⑨いいえ ⑩いいえ

山手グリーン歯科医院

●松本敏光
●〒719-1162
岡山県総社市岡谷119-5
●0866-92-8148
●http://www.green-dc.com

①5 ②4 ③3 ④4
⑤5 ⑥5 ⑦5
⑧オリジナル
⑨いいえ ⑩いいえ

はなえみ歯科

●平田泰久
●〒720-0815
広島県福山市野上町3丁目12-21
●084-923-8808
●www.hanaemi-dc.com

①5 ②5 ③5 ④4
⑤5 ⑥5 ⑦5
⑧市販ソフト
⑨いいえ ⑩いいえ

---

⑥規格性のあるレントゲン撮影ができるか（初診時・治療終了時・メインテナンス時） ⑦唾液検査を行っているか ⑧紙媒体や富士通のクラウドシステムを使用して「健康ノート」などの診療記録を渡しているか ⑨患者セミナーを行っているか ⑩メインテナンスは全額自費か

医療法人社団敬崇会 猪原歯科・リハビリテーション科

●猪原信俊
●〒720-0824
広島県福山市多治米町5-28-15
●084-959-4601
●http://www.inohara-dental.net/

①3 ②5 ③5 ④3
⑤5 ⑥5 ⑦3
⑧オリジナル
⑨はい ⑩いいえ

川原歯科医院

●川原博雄
●〒771-2104
徳島県美馬市美馬町字宗重128-1
●0883-63-5560
●kawahara-dc.jp

①5 ②5 ③5 ④5
⑤5 ⑥5 ⑦5
⑧渡していない
⑨いいえ ⑩いいえ

医療法人社団明恵会 古市歯科医院

●古市貴暢
●〒760-0063
香川県高松市多賀町2丁目5-6
●087-831-2810
●http://furuichi-dent.com/

①3 ②4 ③2 ④4
⑤4 ⑥4 ⑦5
⑧オリジナル
⑨いいえ ⑩いいえ

こーじ歯科医院

●松井弘司
●〒811-1365
福岡県福岡市南区皿山3-1-5
●092-541-5574
●koji-dc.server-shared.com

①4 ②5 ③5 ④4
⑤5 ⑥5 ⑦5
⑧渡しているが、蓄積できる形にはなっていない
⑨いいえ ⑩いいえ

---

①すべての患者に予防歯科を導入しているか ②一人の患者を同じ医師と歯科衛生士が担当するか ③医師と歯科衛生士は個室を持っているか ④口の中が清潔になるまで応急処置以外の治療は行わないか ⑤規格性のある写真撮影ができるか（初診時･治療終了時･メインテナンス時）

つきやま歯科医院

●築山雄次
●〒811-1302
福岡県福岡市南区井尻5-25-6 2F
●092-582-5454
●http://www.fukuoka-tdc.com/

①5 ②5 ③5 ④5
⑤5 ⑥5 ⑦5
⑧オリジナル
⑨はい ⑩はい

つきやま歯科医院　専門医療センター

●築山鉄平
●〒811-1302
福岡県福岡市南区井尻5-25-6 1F
●092-558-8461
●http://www.fukuoka-tdc.com/

①5 ②5 ③5 ④5
⑤5 ⑥5 ⑦5
⑧個別対応
⑨はい ⑩はい

なかの歯科クリニック

●中野稔也
●〒800-0025
福岡県北九州市門司区柳町2-8-20
●093-382-6480
●http://www.dental-nakano.com/

①5 ②5 ③2 ④5
⑤4 ⑥4 ⑦5
⑧オリジナル
⑨いいえ ⑩はい

まるやま歯科

●丸山俊正
●〒813-0041　福岡県福岡市東区水谷2丁目50番1号 SJR千早1F
●092-674-4618
●http://www.maruyamashika.jp

①3 ②2 ③2 ④3
⑤4 ⑥4 ⑦2
⑧オリジナル
⑨いいえ ⑩いいえ

⑥規格性のあるレントゲン撮影ができるか（初診時・治療終了時・メインテナンス時） ⑦唾液検査を行っているか ⑧紙媒体や富士通のクラウドシステムを使用して「健康ノート」などの診療記録を渡しているか ⑨患者セミナーを行っているか ⑩メインテナンスは全額自費か

竹内歯科医院

●竹内敏洋
●〒804-0064
福岡県北九州市戸畑区沖台2-10-16
●093-881-4776
●www.takeuchi-d.com

①5 ②5 ③3 ④5
⑤5 ⑥5 ⑦4
⑧日吉歯科診療所の「健康ノート」
⑨はい ⑩いいえ

福田歯科医院

●福田憲一郎
●〒815-0032
福岡県福岡市南区塩原4-11-21-1F
●092-541-0117

①5 ②5 ③1 ④4
⑤5 ⑥1 ⑦5
⑧日吉歯科診療所の「健康ノート」(自費患者のみ)、オリジナル
⑨いいえ ⑩いいえ

芳賀歯科・矯正歯科クリニック

●芳賀 剛
●〒808-0131
福岡県北九州市若松区塩屋3-3-5
●093-691-8217
●http://www.hagadental.jp

①5 ②4 ③5 ④4
⑤5 ⑥5 ⑦5
⑧日吉歯科診療所の「健康ノート」
⑨いいえ ⑩いいえ

医療法人 小田原歯科

●小田原俊一郎
●〒892-0871
鹿児島県鹿児島市吉野町3355-58
●099-244-3718
●http://odahara-dc.jp/

①5 ②4 ③3 ④4
⑤5 ⑥5 ⑦5
⑧オリジナル
⑨いいえ ⑩いいえ

---

① すべての患者に予防歯科を導入しているか ② 一人の患者を同じ医師と歯科衛生士が担当するか ③ 医師と歯科衛生士は個室を持っているか ④ 口の中が清潔になるまで応急処置以外の治療は行わないか ⑤ 規格性のある写真撮影ができるか(初診時・治療終了時・メインテナンス時)

⑥規格性のあるレントゲン撮影ができるか（初診時・治療終了時・メインテナンス時） ⑦唾液検査を行っているか ⑧紙媒体や富士通のクラウドシステムを使用して「健康ノート」などの診療記録を渡しているか ⑨患者セミナーを行っているか ⑩メインテナンスは全額自費か

巻末付録
③

メインテナンス費用補助制度のある企業一覧

社員の健康促進プログラムの一環として
歯のメインテナンスを啓発・補助している。

（2016年9月　日吉歯科調べ）

山形県酒田市周辺の企業

- 株式会社平田牧場
- 酒田酒造株式会社
- サーモテクノ株式会社
- ホテルリッチ&ガーデン酒田
- Spiber株式会社
- YAMAGATA DESIGN株式会社

医療機器関連の企業

- 株式会社ナカニシ
- シロナデンタルシステムズ株式会社
- 株式会社オーラルケア

大企業

- 富士通株式会社

日吉歯科診療所

〒998-0037　山形県酒田市日吉町2-1-16

TEL:0234-22-1837　FAX:0234-22-1858

日吉歯科診療所汐留

〒105-0021　東京都港区東新橋2丁目11番4号
マヤパダ汐留プラザ2階

TEL:03-3578-7150　FAX:03-3578-7153

竹田晋也（たけだ・しんや）

1969年静岡市生まれ。1992年早稲田大学政治経済学部卒業。テレビ番組の製作会社を経て、現在は、フリーランスのディレクター。主に、報道、ドキュメンタリー、教養の分野で、様々なテレビ番組を制作している。今までに手掛けた番組に、「ニュースステーション」「素敵な宇宙船地球号」「私が子どもだったころ」「美の壺」「カンブリア宮殿」などがある。

歯《は》を守《まも》れ！ 予防《よぼう》歯科《しか》に命《いのち》を懸《か》けた男《おとこ》
日吉《ひよし》歯科《しか》診療所《しんりょうじょ》・熊谷《くまがい》崇《たかし》の挑戦《ちょうせん》

2016年11月19日発行

著　者　竹田晋也
発行人　佐久間憲一
発行所　株式会社牧野出版
〒135-0053
東京都江東区辰巳1-4-11　STビル辰巳別館5F
電話 03-6457-0801
ファックス（注文）03-3522-0802
http://www.makinopb.com

印刷·製本　中央精版印刷株式会社

内容に関するお問い合わせ、ご感想は下記のアドレスにお送りください。
dokusha@makinopb.com
乱丁・落丁本は、ご面倒ですが小社宛にお送りください。送料小社負担でお取り替えいたします。